国家呼吸医学中心
国家呼吸系统疾病临床医学研究中心
呼吸疾病国家重点实验室
广州医科大学附属第一医院
广州呼吸健康研究院

后疫情时代

主动健康手册

钟南山　主审

郑则广　郑劲平　主编

U0263198

SPM
南方传媒

广东科技出版社
全国优秀出版社

· 广州 ·

图书在版编目（CIP）数据

后疫情时代主动健康手册 / 郑则广，郑劲平主编. —广州：广东科技出版社，2023.1

ISBN 978-7-5359-8043-4

Ⅰ.①后… Ⅱ.①郑… ②郑… Ⅲ.①新型冠状病毒—病毒病—疫情防控—手册 Ⅳ.①R512.93-62

中国国家版本馆CIP数据核字（2023）第011199号

后疫情时代主动健康手册
Hou Yiqing Shidai Zhudong Jiankang Shouce

出 版 人：严奉强
策　　划：王　蕾　严奉强
项目统筹：曾永琳
责任编辑：马霄行　邹　荣　郭芷莹
装帧设计：友间文化
责任校对：陈　静
责任印制：彭海波
出版发行：广东科技出版社
　　　　　（广州市环市东路水荫路11号　邮政编码：510075）
销售热线：020-37607413
http：//www.gdstp.com.cn
E-mail：gdkjbw@nfcb.com.cn
经　　销：广东新华发行集团股份有限公司
印　　刷：广州市东盛彩印有限公司
　　　　　（广州市增城区新塘镇太平洋工业区十路2号　邮政编码：510700）
规　　格：889 mm×1 194 mm　1/16　印张3.5　字数80千
版　　次：2023年1月第1版
　　　　　2023年1月第1次印刷
定　　价：29.80元

如发现因印装质量问题影响阅读，请与广东科技出版社印制室联系调换（电话：020-37607272）。

编委会

作者简介

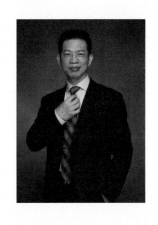

郑则广，二级教授，主任医师，博士研究生导师，博士后合作导师。广州医科大学附属第一医院呼吸与危重症学科呼吸重症与康复专业病区主任，广州市高层次人才，中国医师协会优秀医师，广东省五一劳动奖章获得者。现任中华医学会呼吸病学分会基层学组副组长、中国医学装备协会呼吸病学装备技术专业委员会副主委兼秘书长、中国医学装备协会第六届理事、中国基层呼吸疾病防治联盟副主席、中国康复协会居家康复分会副会长、广东省胸部疾病学会呼吸康复专业委员会主任委员、广东省康复协会居家康复分会主委。专长于重症—居家的全程呼吸康复、呼吸重症救治、慢性气道疾病诊治、呼吸力学等的研究。

开创简单（Simple）、有效（Satisfy）、安全（Safe）、省费（Save）的4S呼吸康复和亚ICU专业，成功研发呼吸康复训练器、呼气峰流速仪、加温加氧超声雾化仪，创立郑氏卧位康复操、郑氏站立进阶康复操、郑氏吸入方法。在2003年抗击"非典型性肺炎"疫情中荣获广州市抗击非典一等功、广东省抗击非典二等功。

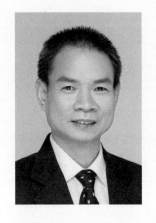

郑劲平，二级教授，主任医师，博士研究生导师。广州医科大学南山学院副院长，广州医科大学附属第一医院国家呼吸系统疾病临床医学研究中心副主任，国家呼吸医学中心常务副主任，国务院政府特殊津贴专家，荣获国家卫生计生突出贡献中青年专家、中国优秀呼吸医师、广东省医学领军人物、南粤名医、羊城好医生等称号。获国家科技进步一等奖、二等奖共3项，获第九届药明康德生命化学研究奖学者奖等。现任中国老年医学学会呼吸分会副会长、中国研究型医院协会医学传播学分会副主委、中国呼吸医师协会肺功能与临床呼吸生理工作组主任、中国肺功能联盟总负责人。专长于慢性气道疾病诊治及呼吸生理与肺功能、临床药理、呼吸大数据等的研究。主持国家重点研发项目、国家科技支撑计划、国家自然科学基金等10多项研究。主编专著8部，在中外著名医学期刊上发表论文300余篇。在2003年抗击"非典型性肺炎"疫情中荣获广东省抗击非典三等功。

序

回顾新冠病毒感染疫情的这三年，在奥密克戎毒株出现前，我国累计感染新冠人数在10万人左右，病死率（死亡/确诊人数）为4.65%。新冠病毒原始株和2021年的德尔塔毒株流行的时候，肺炎发生的比例达到一半以上甚至60%以上，患者都有不同程度的肺部表现。奥密克戎毒株进入中国后，对广州、成都等大城市相关数据的分析发现，奥密克戎毒株的致病力和致死率明显下降。特别是2022年10月的广州这一波疫情中，大多数感染者都表现为无症状或轻症，很少发展到肺炎或者重症肺炎。

过去三年，我国民众协力同心、众志成城的防疫举措，让我们争取了大量的时间动员大规模人群接种疫苗，建立了群体免疫屏障，也使我们得以远离新冠病毒原始株、阿尔法毒株、德尔塔毒株等毒力较强、致死率较高的毒株大流行，最大程度保护了人民的生命安全和身体健康。随着毒力较弱的奥密克戎毒株的出现及疫苗接种率的进一步提高，我们逐渐进入到常态化的防控状态，民众也逐步回归正常的生产生活。

在疫情防控常态化的新形势下，广州医科大学附属第一医院国家呼吸医学中心、国家呼吸系统疾病临床医学研究中心在广东科技出版社的支持和帮助下组织撰写了本科普读物。本书结合防疫实践经验和民众关注焦点，旨在配合防控新政策的实施与推广，在有序复工、复产、复学的后疫情时期，帮助民众强化个人防护意识，树立和践行对自我健康负责的主动健康管理理念。本书的问世将有助于广大民众掌握科学防护知识，主动参与自我健康管理，保护好自己和家人，实现健康中国的追求。

中国工程院院士

国家呼吸医学中心名誉主任

国家呼吸系统疾病临床医学研究中心主任

2022年12月

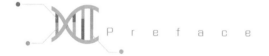

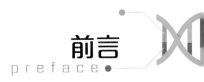

前言

preface

　　新型冠状病毒感染疫情防控三年来，党中央、国务院始终把人民群众生命安全和身体健康放在首位，基于新冠病毒的潜伏期、传播力、致病力等病原学和流行病学变化以及国内外最新疫情的形势，在总结历次本土疫情防控工作的经验教训基础上，结合我国防控策略和目标，集聚防控政策研究多学科领域专家的智慧，不断优化完善防控措施，先后印发10版防控方案，出台进一步优化防控工作的二十条措施，以防控战略的稳定性、防控措施的灵活性有效应对疫情形势的不确定性。

　　当前，基于奥密克戎毒株致病力的减弱、疫苗接种的普及、防控经验的积累，我国疫情防控形势出现的新变化对防控任务提出了新要求。2022年12月7日，国务院联防联控机制综合组发布《关于进一步优化落实新冠肺炎疫情防控措施的通知》，通知中的"新十条"旨在更加科学精准防控，切实解决防控工作中存在的突出问题。防控政策的重点转向关注重症、减少死亡，在现有的政策体系下预防感染，在此基础上让社会生活和经济活动逐步回归正轨。

在后疫情时代，如何做好有效防护和降低重症率、病死率，需要公众主动进行健康管理，承担起守护自我健康的责任。我们参照国家卫生健康委员会等相关部门已发布的相关指导性文件，如《关于进一步优化新冠肺炎疫情防控措施　科学精准做好防控工作的通知》《关于进一步优化落实新冠肺炎疫情防控措施的通知》《新型冠状病毒阳性感染者居家康复专家指引（第一版）》《新型冠状病毒阳性感染者居家康复实用手册（第一版）》《关于进一步做好当前孕产妇和儿童健康管理与医疗服务保障工作的通知》《新冠病毒抗原检测应用方案》等，对社会公众普遍关注的问题进行了科学解答。

本书主要内容包括日常防护、疫苗接种、抗原自测指导、感染者居家应对、特殊人群应对、心理调适、常见场景应对等，力求贴近生活，深入浅出，采用文字、图表等多种形式，使用公众容易理解的语言配合生动形象的漫画进行阐释，是简明实用的指导性科普读物，适合广大民众阅读。希望本书的出版，能够给社会公众在后疫情时代主动管理自身健康提供更多的指引。

在本书付梓之际，我们对参与本书编写的同志深表感谢！感谢他们在资料收集、撰写、编辑、排版、校对、审阅过程中倾注的精力和心血。同时，感谢钟南山院士对本书撰写工作的大力支持和指导！

由于编写时间紧凑，书中难免存在不妥之处，恳请各位同行和读者批评指正，以便今后再版时修正。

郑则广　郑劲平

国家呼吸医学中心

国家呼吸系统疾病临床医学研究中心

呼吸疾病国家重点实验室

广州医科大学附属第一医院

广州呼吸健康研究院

2022年12月14日

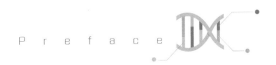

Preface

目录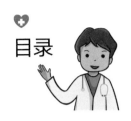

新冠变异知多少 001

一、新冠病毒前世今生 / 002
二、如何应对新冠变异 / 004

日常防护需掌握 005

一、口罩常备正确佩戴 / 007
二、七步洗手快速掌握 / 013
三、多种场合防护应对 / 014

疫苗接种不可少 017

一、新冠疫苗安全有效 / 018
二、加强针的那些事儿 / 022
三、这些人群不能接种 / 025
四、老年人接种获益大 / 026

1

五、儿童接种确保安全　/ 027

六、慢病稳定尽快接种　/ 028

七、病毒变异仍然有效　/ 028

抗原自测规范做 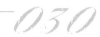 *030*

一、这类人群需测抗原　/ 031

二、手把手教你测抗原　/ 031

三、抗原阳了该怎么办　/ 036

新冠阳性不害怕 *037*

一、阳了居家还是就医　/ 038

二、重点人群就医指征　/ 038

感染居家早康复 *042*

一、感染期间需要做到　/ 043

二、同住人应该这样做　/ 047

三、应对症状选准药物　/ 048

四、居家治疗用药注意　/ 052

五、正确消毒全家安康　/ 053

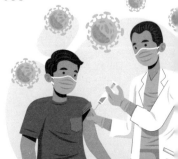

康复防护不松懈

一、自我判断康复信号　/ 058
二、坚持防护预防感染　/ 058
三、复阳不同于再感染　/ 059
四、康复不立即打疫苗　/ 059
五、"一起阳"不可取　/ 060
六、心肺受损运动康复　/ 060

重点人群不慌张

一、老人及基础病人群　/ 064
二、孕妇产妇防护攻略　/ 066
三、孩子健康妈妈不慌　/ 068

合理营养强体质

一、一日三餐巧搭配　/ 073
二、日常饮食小知识　/ 075

调节情绪心莫慌

一、老年人理性认识莫惊慌　/ 081
二、孕产妇正视情绪不担忧　/ 082

三、家长巧引导孩子不恐慌　/082

四、青少年规律作息不焦虑　/083

五、上班族灵活办公重防护　/084

六、医护人员疏导情绪不沮丧　/085

七、隔离人员接纳情绪多倾诉　/085

八、感染者积极配合一定赢　/087

特殊场景应对好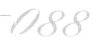

一、校园健康管理　/089

二、托幼机构健康管理　/091

三、养老院健康管理　/093

新冠变异知多少

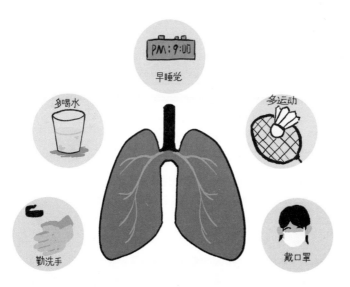

一、新冠病毒前世今生

自新冠病毒感染疫情发生以来，世界卫生组织等专业机构即开始对主要的新冠病毒变异株进行追踪。目前世界卫生组织定义了五种值得关注的变异株：阿尔法、贝塔、伽马、德尔塔和奥密克戎。它们作为新冠病毒的变种，在全球范围内引起了多次疫情大流行。

就目前的疫情发展趋势和相关研究来看，奥密克戎毒株无疑是新冠病毒多次变异过程中产生的"佼佼者"。该变异株已在诸多国家肆虐，一年多来英国、美国、俄罗斯、新加坡等国家报告的绝大部分新发病例均由该变异株引起；在2022年我国广州、石家庄、北京等地区的新发病例及境外输入病例也多由此变异株引起。

新冠病毒变异是怎么一回事呢？其实，这种变异与冠状病毒表面的"冠"有关，冠状病毒的"冠"中存在一种刺突蛋白，这种蛋白是识别细胞表面的受体蛋白，是病毒能够感染细胞的关键蛋白。就像一把钥匙开一把锁一样，新冠病毒就带了一把叫刺突蛋白的钥匙，对应的就是人体组织细胞表面的一种名叫ACE2（血管紧张素转换酶2）的"锁"。ACE2是一种广泛分布于人类呼吸道细胞表面的膜蛋白，而新冠病毒的刺突蛋白上有个区域就如同钥匙上的齿纹一样可以结合ACE2蛋白，释放病毒里面的物质（特别是核酸）而侵入人体细胞，进而不断繁殖、破坏人体细胞。

研究发现，新冠病毒可以通过摇摆、旋转，轻松地大面积"扫描"人体细胞的表面，增强感染人体细胞的强度和速度。然而，新冠病毒的狡猾远不止于此，它还可通过形成大量的糖链将病毒外表包裹，就像穿了一件"隐身衣"一样，帮助病毒伪装自己，欺骗及逃避人类免疫系统的监视。这也使得新冠病毒能够长久存在，为其不断变异奠定基础。奥密克戎变异株将这种能力发挥到了极致，其传染能力相当于德尔塔变异株（曾引起我国多座城市散在疫情发生的新冠变异株）的70倍，它仿佛可以用一把不断改变且拥有多种能力的"万能钥匙"，轻而易举地打开人体呼吸道细胞的大门。

病毒进入细胞以后会大量繁殖，使宿主细胞内的营养物质都为它的生长繁殖服务，而当营养物质耗竭时，病毒就会被释放出来，去感染更多的宿主细胞，原来的宿主细胞则会裂解死亡。这一点在新冠病毒原始株、德尔塔变异株中展现得淋漓尽致。然而值得庆幸的是，奥密克戎变异株并不具备这种超强的毒力，相反其在进化过程中抛弃了高毒力的特性，转而专心增强传染力。这也是目前奥密克戎变异株传染力超强，但重症、危重症患者数量极少的主要原因。

二、如何应对新冠变异

就目前来看，奥密克戎变异株的传播能力强于任何一种新冠病毒毒株，但其毒力却有明显下降。在2022年10月的广州疫情（由毒力强于奥密克戎变异株的德尔塔变异株引起）中，重症与危重症患者仅4例，这提示新冠病毒导致患者出现重症及危重症的危险性越来越小。在奥密克戎变异株致病力呈现几何式下降的今天，我们最应关注的问题是，在后疫情时代应该如何应对新冠病毒时时刻刻带来的威胁。与早先的变异株相同，奥密克戎本质上仍然是一种新冠病毒，其传播规律也与其他毒株相似，因此常规的防护方法也是需要的。

（1）勤洗手、多通风、戴口罩、少聚集、保持社交距离仍然是有效的防护手段。戴口罩对于阻断奥密克戎变异株的传播同样适用，即使已经完成全程疫苗接种且接种了加强针的人，也同样需要在室内公共场所、公共交通工具上佩戴口罩。

（2）适度消毒，做好环境清洁。奥密克戎变异株对现行的消毒剂仍然敏感，因此，目前采用的消毒剂和消毒方式对新冠病毒奥密克戎变异株仍然是有效的。

（3）做好个人健康监测。在有疑似新冠肺炎症状时，例如呼吸短促或困难、缺氧等，可先进行新冠病毒抗原检测，确有需要时，建议在做好个人防护的基础上到发热门诊就诊，按规定进行隔离与治疗。

（4）减少非必要出入境。应尽量避免前往高风险地区，并加强旅行途中的个人防护，以减少感染奥密克戎变异株的机会。

（5）全程接种疫苗十分必要。可能有人认为疫苗的接种会影响身体健康，并因此拒绝接种疫苗。但实际上疫苗是最有性价比的疾病预防控制手段，也是公共卫生的最大成就。回顾人类的发展史，疫苗的出现让人类终结了天花，消灭了野生脊髓灰质炎病毒，控制了乙肝、麻疹、结核等疾病的传播。针对不断变异的新冠病毒，疫苗的作用依旧非常重要。由于新冠病毒的变异并不是毒株本质的根本性改变（仍然是新冠病毒），因此目前已上市的疫苗仍是有效的。目前的研究显示，现有疫苗对奥密克戎变异株仍有防护效果，尽管防护能力有一定程度的下降，但科学家并未发现奥密克戎变异株引起重症率和病死率的上升。目前，新冠疫苗的接种形式也从传统的注射形式向鼻喷吸入的方向发展。相对于注射型新冠疫苗，鼻喷疫苗无痛且不良反应（包括过敏反应、发热）更少，具有更好的安全性与便捷性。

做好自己健康的第一责任人不仅要做到上述五点防护要求，也需要大家更加自律，更加包容，主动行动起来。自觉遵守防疫要求，这既是对自身负责，也是对他人尽责。大家多一分用心防护、多一分理解配合，风险就会少一分。

日常防护需掌握

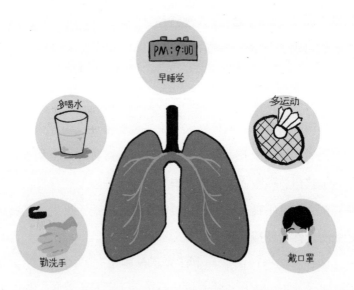

　　每个人都是自己健康的第一责任人，掌握正确的日常防护措施，尽全力保护自己和他人免受疫病侵扰，是每个公民对自己、对家庭、对社会的责任。笔者在工作中留意到，仍然有部分民众未能正确佩戴口罩和/或正确洗手，本章从佩戴口罩、洗手及多种场合防护等方面，介绍个人预防新冠病毒感染的正确方法及注意事项。

一、口罩常备正确佩戴

（一）佩戴口罩注意事项

1. 准备

佩戴口罩前使用洗手液或肥皂水洗手。

2. 检查

检查口罩有效期及外包装。

3. 分清正反面

口罩正面（朝外）多为浅蓝色或深色，反面（**朝内**）多为白色或浅色，内有鼻夹金属条的一端为上方。

（二）常见口罩的佩戴和摘除方法

第一类：医用外科口罩（挂耳式口罩）

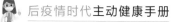

1. 医用外科口罩（挂耳式口罩）的佩戴

（1）检查橡皮筋。

（2）拉伸橡皮筋至双侧耳朵。

（3）橡皮筋扣在耳朵上。

（4）按压鼻夹。

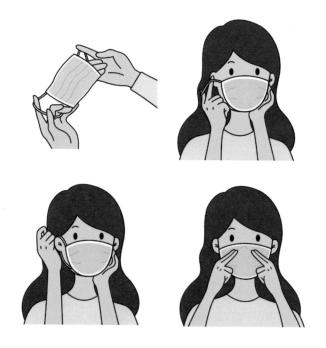

2. 医用外科口罩（挂耳式口罩）的摘除

（1）先进行手清洁，不要接触口罩前部污染面。

（2）用清洁的手从耳部拉住口罩的系带，轻轻从脸部移除口罩。

（3）用手仅捏住口罩的系带，丢至专用口罩垃圾箱或医疗废物容器中。

（4）再次进行手清洁。

3. 医用外科口罩（挂耳式口罩）佩戴误区

（1）口罩上下戴反，金属条在下面。

（2）口罩正反面戴反，浅色面朝外。

（3）口罩未遮住鼻子。

（4）佩戴使用后不丢弃，折叠放入衣服口袋内，并再次使用。

第二类：医用防护口罩（N95型口罩）

1. 医用防护口罩（N95型口罩）的佩戴

根据脸型大小选择好型号，男性在佩戴口罩之前应刮掉面部胡须，以免影响口罩密闭性。

（1）拉松系带，手持口罩。

（2）将口罩扣于面部，凸面朝外，鼻夹侧朝上。

（3）将下系带套至颈后。

（4）将上系带套至头后。

（5）双手向内触压鼻夹，并逐渐向外移动，为鼻夹塑形，调整鼻夹及系带。

（6）检查密闭性（吸气时口罩内陷，呼气时口罩四周不漏气）。

后疫情时代**主动健康手册**

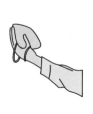
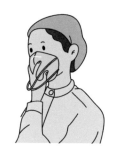
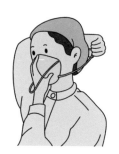

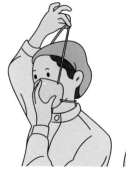
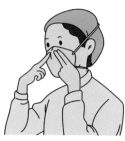
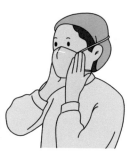

　2. 医用防护口罩（N95型口罩）的摘除

　（1）不要接触口罩前面（污染面）。

　（2）先脱下系带，再脱上系带。

　（3）用手紧捏口罩的系带将其丢弃至专用口罩垃圾箱或
医疗废物容器内。

010

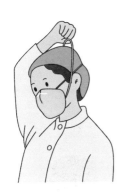 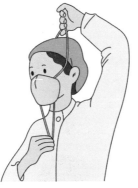 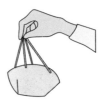

扫码观看视频
掌握正确佩戴口罩知识

3. 医用防护口罩（N95型口罩）佩戴误区

（1）口罩下系带位置过低，或未拉紧。

（2）口罩下系带未套过头，口罩下部漏气。

（3）口罩上系带过低，或未拉紧。

（4）口罩上下系带交叉戴反。

（5）口罩上下系带被剪断，改成耳带。

（6）口罩上下戴反，鼻夹金属条在下面。

（7）口罩未遮住鼻子。

（8）口罩未遮住下巴。

（9）叠戴两个口罩，影响呼吸。

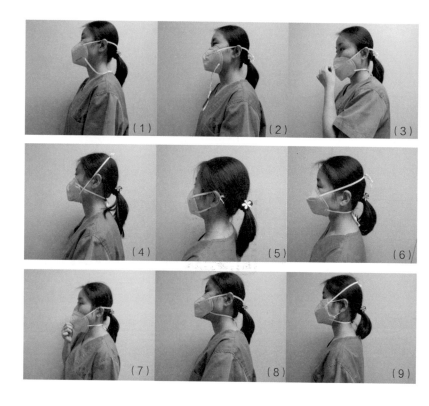

（三）如何正确保存口罩

（1）可悬挂于清洁、干燥、通风处。

（2）有独立包装的口罩，取下后朝内对折放回原包装袋。

（3）桌子用酒精消毒后铺上洁净纸巾，口罩朝内对折放置在纸巾上，上方再覆盖一层纸巾。

（4）自备收纳袋，将口罩放入，注意消毒并定期更换。

二、七步洗手快速掌握

手是人身体暴露最多、与外界直接接触最多、最容易受到污染的部位，比起与呼吸道传染病患者近距离接触的飞沫传播，手接触病原体导致感染的可能性更大。人会有许多无意识的手部小动作。研究发现：人在1小时内会触摸脸部约23次，即每2.6分钟一次。其中，大约44%的触摸发生在嘴、鼻子和眼睛等带有黏膜的部位，这也是最容易把病原体带入身体的部位。

七步洗手法口诀为"内外夹弓大立腕"，揉搓时，双手交替进行，整个揉搓时间不少于20秒。注意清洁双手所有皮肤，包括指背、指尖和指缝，具体揉搓步骤为：

"内"：掌心对掌心，手指并拢，相互揉搓。

"外"：手心对手背沿指缝相互揉搓，双手交换进行。

"夹"：掌心相对，双手十指交叉沿指缝相互揉搓。

"弓"：弯曲各手指关节，使关节在另一手掌心揉搓，双手交换进行。

"大"：大拇指在对侧手掌中揉搓，双手交换进行。

"立"：将五个手指尖并拢放在对侧掌心揉搓，双手交换进行。

扫码观看视频
掌握正确洗手知识

"腕"：清洗和揉搓手腕及手臂，双手交换进行。

三、多种场合防护应对

1. 出门前防护准备

出门前，先测量体温，评估自身身体状况，如有发热、咳嗽等不适，暂缓上学、上班。准备好一天需要用的口罩、消毒纸巾等，室内开窗通风30分钟。

2. 搭乘电梯、走楼梯

全程佩戴口罩，按电梯按钮可用纸巾隔开，按完后丢弃纸巾。如用手按电梯按钮，则尽快清洁双手。尽量不扎堆乘坐电梯，尽量保持距离并避免交谈。低楼层的人建议走楼梯，尽量不要触摸扶手。

3. 搭乘交通工具

搭乘交通工具时，需全程佩戴口罩，尽量选择步行、骑行、开私家车出行，乘坐出租车或网约车需开窗通风，戴好口罩，并提醒司机佩戴口罩。使用共享单车前，擦拭消毒车把手、座椅等部位。

4. 办公场所

配合办公场所体温检测，室内也需佩戴口罩。每日开窗通风3次，每次20~30分钟。通风过程中，室内人员注意保暖。减少面对面交流，尽量线上沟通，减少集中开会，控制会议时长。勤洗手、勤消毒、多喝水，及时清理垃圾。

5. 购物广场

配合商场检测体温，全程佩戴口罩。提前准备购物清单，尽量一次购买齐全，可使用便携免洗手消毒凝胶及时进行手清洁。排队付款时保持安全社交距离，尽量选择自助购物，非接触扫码付费，减少排队时间。

6. 社交防护

见面握手改为招手、挥手示意。保持距离不扎堆，尽量避免前往人多的场所，在排队等候时应该保持1米距离。咳嗽、打喷嚏时用纸巾或肘部遮掩口鼻。尽量减少聚餐。如在外就餐，尽量错峰，并通过扫码等非接触方式点餐和付费。

7. 接触快递、外卖

佩戴口罩，尽量使用无接触配送或快递柜扫码取件，快递外包装尽量不要带到室内，处理完快递后，尽快清洗双手。

8. 外出返家

外出返家后，摘除口罩时，不要触碰口罩外侧。先洗手，然后洗脸，清洗口鼻。开窗通风，把外套、鞋子、包等放在通风处。尤其注意要对手机、钥匙等进行消毒。

各类口罩有什么不同？看这里：

口罩种类	一次性（普通）医用口罩	医用外科口罩	N95口罩
图片实例			
执行标准	YY0969—2013	YY0469—2011	GB19083—2010
使用特点	防护级别低于医用外科口罩。用于普通环境下的一次性卫生护理，或致病性微生物以外的颗粒（如花粉）的阻隔及防护	医用外科口罩可以阻挡空气中大于5微米的颗粒，对于呼吸道的飞沫基本上可以起到防护的作用	可以有效过滤空气中的颗粒物，适用于防护经空气传播的呼吸道传染病

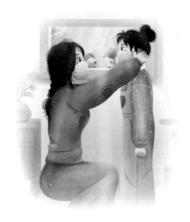

疫苗接种不可少

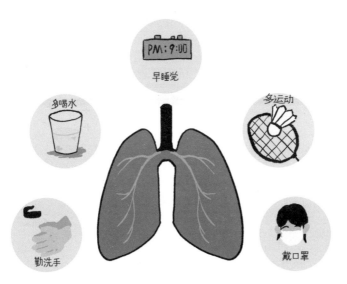

新冠病毒不断变异，其传染能力日益增强，而接种新冠疫苗可有效预防发病、重症。只有大部分人都接种新冠疫苗，建立起人群免疫屏障，阻断新冠病毒的传播，才能让病毒走投无路。

一、新冠疫苗安全有效

1. 新冠疫苗的安全性和有效性

我国疫苗在研发、试验、审批、上市、储存、运输、接种等全流程都有非常严格的管理规定，已经建立起完善的疫苗冷链系统，储存和运输均严格按照规范执行。接种单位、医护人员都经过了专业培训和严格审核，按照标准操作程序进行接种。

前期试验表明，全程接种新冠疫苗28天后90%以上受种者都会产生抗体，保护效果明显。少数人接种后接种部位有红肿、硬结、疼痛，极少数人出现发热、乏力、恶心、头痛、肌肉酸痛等症状，通常无须处理，一般1~2天可自行恢复。

2. 接种新冠疫苗有必要

几乎所有人都没有针对新冠病毒的免疫力，几乎所有人都对新冠病毒易感。

安全有效的疫苗是预防疾病最有力的武器，接种疫苗后可以刺激人体产生抗新冠病毒的免疫力，阻挡新冠病毒感染。因此，凡是没有接种禁忌证的情况，都应该接种新冠疫苗。

3. 接种前的准备

需要了解新冠疫苗接种相关知识，了解接种点的接种流程；确定是否需要提前预约；按要求带好身份证；接种当天穿宽松的衣服方便接种；出门时记得戴上口罩。

4. 接种新冠疫苗时的注意事项

接种时，要主动告知医务人员你的健康情况，医生会帮助判断是否可以接种；认真阅读知情同意书并签字，按照要求进行接种，并确认下一针接种时间。切记要全程戴好口罩，按接种点标识有序排队，保持社交距离。

5. 接种新冠疫苗后的注意事项

接种后，要在接种点观察室留观30分钟，无异常情况方可离开。回家后如出现发热不退或持续不舒服，需向接种点报告并及时就医。接种当日接种部位保持干燥，并注意个人卫生，适当休息。接种后一周内避免接触个人既往已知过敏物及常见过敏原，尽量不饮酒、不进食辛辣刺激或海鲜类食物，建议清淡饮食、多喝水。

6. 接种疫苗后不能放松个人防护措施

接种疫苗后虽然可以产生免疫力，在一定程度上降低感染新冠病毒的风险，但任何疫苗的保护作用都不可能达到100%，部分人接种后有可能不产生抗体，仍然会有感染风险。因此，即使全程接种完疫苗，也要养成戴口罩、勤洗手、保持社交距离等良好卫生习惯，这样才能得到最大限度的保护。

7. 接种新冠疫苗后发热的应对

接种新冠疫苗后出现发热症状，可能是出现了偶合症。所谓偶合症，是指受种者在接种时正处于某种疾病的潜伏期或者前驱期，接种后巧合发病。偶合症不是由疫苗的固有性质引起的，即偶合症的发生与疫苗本身无因果关联。当出现偶合症时，若症状较重或无法自行评判严重程度，应及时就医处理。

8. 出现不良反应的应对

接种新冠疫苗后最常见的不良反应是发热及接种部位红、肿、疼痛等，通常2～3天可自行缓解，一般不需要特殊处理。如果症状较重或无法自行评判严重程度，应及时就医处理。

9. 接种新冠疫苗后如出现严重的不良反应要及时报告

根据既往的经验，一般接种疫苗后严重的不良反应会在接种后30分钟内出现，如离开接种场所以后出现严重的不良反应，怀疑与接种有关，应该及时向接种点的医生报告。

10. 接种新冠疫苗后多久可以产生抗体

临床研究表明，接种新冠灭活疫苗第一针后7天普遍开始产生抗体，14~28天抗体阳性率60%~90%；接种第二针28天后抗体阳性率达90%以上，并形成持续保护。

11. 吸入式疫苗

我国目前推出的吸入式疫苗主要是腺病毒载体疫苗，从专业上、理论上理解，吸入式、注射式疫苗，都是让疫苗里的抗原成分进入人体去发挥作用，刺激免疫系统产生免疫应答，从而可以保护人体免受病毒影响，在这个效果上，两类疫苗是类似的。

另外，吸入式疫苗有自己的特点，它是通过呼吸道吸入的途径进行接种的，理论上可产生黏膜免疫，抑制病毒在呼吸道定植、繁殖。

接种新冠疫苗的间隔时间：

剂次	灭活疫苗	腺病毒载体疫苗	重组蛋白疫苗
第一针	—	—	—
第二针	与第一针之间的接种间隔建议≥3周，第二针在第一针接种后8周内完成	—	与第一针之间的接种间隔建议≥4周，第二针尽量在接种第一针后8周内完成
第三针	—	—	与第二针之间的接种间隔建议≥4周，第三针尽量在接种第一针后6个月内完成

二、加强针的那些事儿

1. 加强针也重要

首先，新冠病毒可通过变异逃避疫苗或既往感染建立的免疫系统攻击，从而取代之前的流行株，造成病毒的持续传播。现今全球流行的主要为奥密克戎株，奥密克戎株各亚型的免疫逃逸能力较强，这使得疫苗对感染的保护力下降。其次，研究者发现随时间推移，新冠疫苗均难以避免地出现保护力降低的情况。只有通过加强针的接种才能达到较高的中和抗体水平，以应对病毒的免疫逃避。

加强针的接种可分为两种：同源加强接种和异源序贯接种。同源加强接种是指使用同一款疫苗，在常规免疫完成后加强接种，例如接种完成2剂灭活疫苗后，接种第三剂灭活疫苗进行加强免疫。异源序贯接种是指选择一种与初始免疫时不同技术路径的疫苗进行加强接种，例如接种2剂灭活疫苗后，接种1剂腺病毒载体疫苗或mRNA疫苗作为加强。值得注意的是，目前研究表明，异源序贯接种保护效率优于同源加强接种，因此，群众可以选择与初始免疫时不同技术路径的疫苗进行加强接种。

2. 加强免疫接种的疫苗组合

（1）2剂灭活疫苗+1剂灭活疫苗（国药中生北京公司、

武汉公司、北京科兴中维、深圳康泰、医科院生物医学研究所等5款已获批附条件上市或紧急使用的灭活疫苗均可组合使用）。

（2）2剂灭活疫苗+1剂康希诺肌注式重组新冠病毒疫苗（5型腺病毒载体）。

（3）2剂灭活疫苗+1剂康希诺吸入用重组新冠病毒疫苗（5型腺病毒载体）。

（4）2剂灭活疫苗+1剂重组蛋白疫苗（可任选智飞龙科马重组新冠病毒疫苗（CHO细胞）、珠海丽珠重组新冠病毒融合蛋白（CHO细胞）疫苗。

（5）1剂康希诺肌注式重组新冠病毒疫苗（5型腺病毒载体）+1剂康希诺肌注式重组新冠病毒疫苗（5型腺病毒载体）。

（6）1剂康希诺肌注式重组新冠病毒疫苗（5型腺病毒载体）+1剂康希诺吸入用重组新冠病毒疫苗（5型腺病毒载体）。

未来随着疫苗研究及制备技术的发展和优化，可能有其他的疫苗组合供选用。

3. 有必要进行第四针的疫苗接种吗？

现阶段，感染高风险人群、60岁以上老年人、具有较严重基础性疾病和免疫力低下人群建议优先接种第四针。18～59岁的其他人群可根据个人需求自愿选择是否接种第四针。第四针疫苗与第三针疫苗接种的间隔时间为6个月以上。广东省提出的新冠疫苗第二剂次加强接种思路见下表。

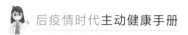

广东省新冠疫苗第二剂次加强接种思路:

序号	第一针接种记录	第二针接种记录	第三针接种记录	第四针接种记录
1	新型冠状病毒灭活疫苗（Vero细胞）	新型冠状病毒灭活疫苗（Vero细胞）	新型冠状病毒灭活疫苗（Vero细胞）	所有新冠疫苗均可（与上一针间隔6个月）
2	新型冠状病毒灭活疫苗（Vero细胞）	新型冠状病毒灭活疫苗（Vero细胞）	重组新型冠状病毒疫苗（CHO细胞）	所有新冠疫苗均可（与上一针间隔6个月）
3	新型冠状病毒灭活疫苗（Vero细胞）	新型冠状病毒灭活疫苗（Vero细胞）	重组新型冠状病毒疫苗（肌注式腺病毒载体）	所有新冠疫苗均可（与上一针间隔6个月）
4	新型冠状病毒灭活疫苗（Vero细胞）	新型冠状病毒灭活疫苗（Vero细胞）	重组新型冠状病毒疫苗（吸入用腺病毒载体）	所有新冠疫苗均可（与上一针间隔6个月）
5	重组新型冠状病毒疫苗（肌注式腺病毒载体）	重组新型冠状病毒疫苗（肌注式腺病毒载体）	重组新型冠状病毒疫苗（肌注式腺病毒载体）/重组新型冠状病毒疫苗（吸入用腺病毒载体）（与上一针间隔6个月）	暂未开放*

（续表）

序号	第一针接种记录	第二针接种记录	第三针接种记录	第四针接种记录
6	重组新型冠状病毒疫苗（肌注式腺病毒载体）	重组新型冠状病毒疫苗（吸入用腺病毒载体）	重组新型冠状病毒疫苗（肌注式腺病毒载体）/重组新型冠状病毒疫苗（吸入用腺病毒载体）（与上一针间隔6个月）	暂未开放
7	重组新型冠状病毒疫苗（CHO细胞）（安徽智飞或智飞绿竹）	重组新型冠状病毒疫苗（CHO细胞）（安徽智飞或智飞绿竹）	重组新型冠状病毒疫苗（CHO细胞）（安徽智飞或智飞绿竹）	暂未开放

＊截至本书出版，暂未开放，下同。

三、这些人群不能接种

这些属于疫苗接种禁忌人群：

（1）既往接种疫苗时发生过严重过敏反应，如过敏性休克、喉头水肿等。

（2）处于急性感染性疾病发热阶段暂缓接种。

（3）严重的慢性疾病处于急性发作期暂缓接种，如正在进行化疗的肿瘤患者、高血压危象患者、冠状动脉硬化性心脏病患者心梗发作、自身免疫性神经系统疾病处于进展期、癫痫患者处于发作期等。

（4）生命已进入终末阶段的严重慢性疾病患者。

四、老年人接种获益大

1. 疫苗接种无年龄上限

由于老年人年龄较大，免疫系统衰退，抵抗力较弱，甚至有可能叠加一种或几种基础病或者慢性疾病，一旦感染病毒，出现重症和死亡的风险可能大大增加。香港卫生署卫生防护中心第五波疫情监测数据（2021年12月31日至2022年11月9日）显示：接种任何3剂新冠病毒疫苗，老年人群死亡风险大幅减少，特别是较年长的年龄组别。而且新冠病毒疫苗接种没有年龄上限。据广东疾控系统数据，很多百岁以上高龄的老人已成功接种了新冠疫苗。同时，前期临床试验的研究结果和国内外监测数据显示，老年人接种新冠疫苗的不良反应报告发生率低于其他年龄段人群。其不良反应主要以发热、局部红肿和过敏性皮疹等反应为主，且相对更少或者更温和一些；过敏性休克等严重异常反应罕见，报告发生率低于百万分之一。

老年人接种前均需通过健康评估和接种禁忌证筛查。即使是患有癌症、高血压病、糖尿病、慢性阻塞性肺病等慢性病的老年人，只要其健康状况稳定，药物控制良好，经过医生评估后，均可以接种新冠病毒疫苗。曾因某种原因暂缓接种的老年人，建议再次进行健康评估和筛查；打完第一剂次或第二剂次后出现不良感觉，不代表不能接种后续剂次，建议再次进行健康评估和筛查。

2. 老年人接种新冠疫苗的注意事项

根据国内外研究和临床试验数据，结合我国老年人群疫苗接种实际，第一剂次加强免疫与全程接种时间间隔调整为3个月以上。老年人接种前应认真听取医生的健康告知，了解即将接种的疫苗品种、作用、接种禁忌、不良反应和接种后留观等注意事项；其次，要配合好接种后在现场留观30分钟的要求，如有问题及时与医务人员沟通；最后，老年人在接种完疫苗回家后出现不适，先联系接种门诊，必要时应及时就医，并告知门诊医生。如果老年人长期卧床或行动不便，可联络当地接种门诊进行上门接种。

五、儿童接种确保安全

目前看来，新冠疫苗在儿童中接种总体安全性非常好。大多数不会出现不良反应。目前出现的不良反应绝大多数是一般反应，主要表现为接种部位的红、肿、疼痛等局部反应，还有发热、头疼、乏力等全身反应，但并不特别严重，而且都会随着时间的推移自行消失，也不需要进行特殊的处理。儿童免疫力较成人低，良好的卫生习惯尚未形成，同时在集体生活中，更容易接触到病毒，因此更加需要通过疫苗接种建立保护屏障。

六、慢病稳定尽快接种

慢性病人群为感染新冠病毒后的重症、死亡高风险人群。建议健康状况稳定、药物控制良好的慢性病人群尽早接种疫苗。

七、病毒变异仍然有效

从最早期的原始株、阿尔法变异株、贝塔变异株、伽马变异株、德尔塔变异株到席卷全球的奥密克戎变异株及最新被发现的BQ.1/BQ1.1+XBB/XBB.1等毒株，新冠病毒在持续变异，那么我们的疫苗针对突变株，是否还有效果呢？

虽然奥密克戎株和其他变异株相比更有可能对疫苗诱导的免疫保护产生逃逸。但多项研究表明，3针加强接种后仍能较为显著地提升接种者针对奥密克戎株不同变异株的中和抗体水平，且阳性率均接近100%的水平。因此，接种疫苗仍然有效，尽早完成疫苗全程接种，才能尽早得到疫苗的保护。

抗原自测规范做

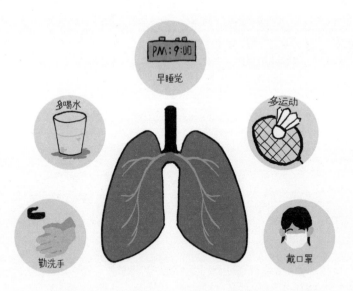

多喝水

早睡觉

多运动

勤洗手

戴口罩

PM : 9:00

一、这类人群需测抗原

所有人员均可按照自主、自愿的原则，按需进行自我抗原检测。

抗原检测适用于：

（1）有自主抗原检测需求的人员。

（2）处于人员密集场所的人员，包括大型企业、工地、学校等。

（3）高风险人群：医疗机构人员、餐饮服务业人员、公共交通服务人员、娱乐场所服务人员等。

（4）居家老年人和养老机构中的老年人。

二、手把手教你测抗原

新冠病毒主要检测手段是核酸检测，但核酸检测需要去专门检测点采样，人员聚集，也存在隐匿传染风险，且出结果的时间需要4~6小时。为进一步优化新冠病毒检测策略，增加抗原检测作为快速筛检手段。

1. 抗原自测规范操作指引

检测前准备

检测前先清洗双手，使用前请仔细阅读说明书。

操作步骤

（1）准备需要用到的检测卡、拭子、样本提取管（含样本提取液）、密封袋。

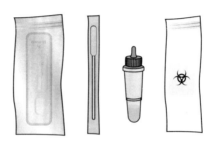

（2）打开包装取出检测卡后平放在桌面上。

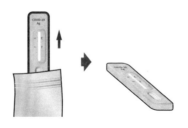

（3）取出样本提取管，打开管盖，如有铝箔封需撕开（或将反应液打开，倒入样本提取管中），垂直放置。

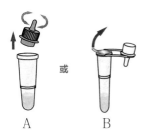

A　或　B

（4）擤去鼻涕，打开采样拭子，注意不要触碰拭子头部。

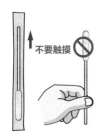

不要触摸🚫

（5）头稍向后仰，将拭子放入鼻孔，紧贴鼻腔内壁旋转5次，顺时针和逆时针交替旋转，停留时间大于15秒，使用同一拭子放入另一侧鼻孔重复这一过程。

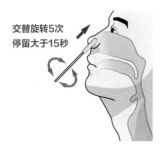

交替旋转5次
停留大于15秒

（6）将取样后的拭子放入样本提取管中，紧靠内壁挤压

后疫情时代主动健康手册

旋转拭子15秒，然后将提取管静置1分钟。

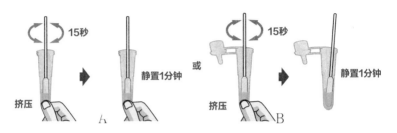

（7）将样本提取管中的拭子取出，装入密封袋。

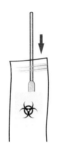

（8）将盖子安装回样本提取管的顶部并拧紧或盖紧。

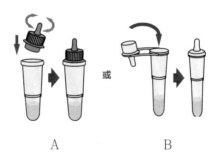

（9）拧开样本提取管的小盖，将4~5滴提取液垂直加入检测卡的样品孔。

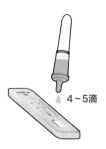

4~5滴

（10）10~15分钟后判断结果。

结果识别

抗原检测卡有C、T两个区，如果测试后，仅C区一道红杠，表明检测结果为阴性；如果C、T两区都有红杠，则测试结果为阳性。

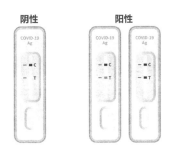

2. 抗原自测注意事项

（1）清洁双手：在进行抗原检测前必须清洗双手，保证双手干净，不影响检测效果。

（2）熟悉检测流程：在进行检测之前须仔细阅读说明书及注意事项，确保操作正确，不影响效果。

（3）检查检测材料：进行检测前须检查检测材料是否在

有效期内，有无缺漏或破损，若有则须及时更换。

（4）环境需求：检测卡通常规定温度在15~30℃的恒温环境下，避免低温或温度过高、过于潮湿，造成检测结果失常。在检测后要将检测卡安置在清洁、干净处等待结果。

（5）14岁以下少年儿童应由家长协助采样，采样前要对孩子充分告知和安抚。成年人自行采样，更容易把握力度，减少不适。

扫码观看视频
掌握自测抗原方法

三、抗原阳了该怎么办

留意观察身体状况，如有同住人且同住人处于健康状态，在住所公共区域内应佩戴口罩。如出现相关症状，可根据相关居家治疗用药指引，选择对症药物进行治疗。

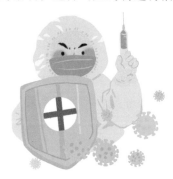

新冠阳性不害怕

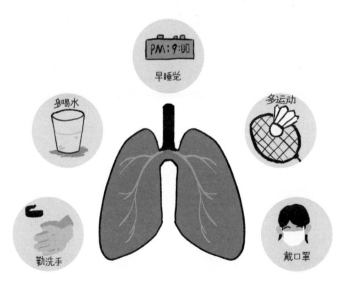

一、阳了居家还是就医

感染新冠病毒后，普通人群首先需要区分情况，再决定进行居家治疗还是就医治疗。

（1）具备居家治疗条件的无症状或轻症且无严重基础疾病的感染者，一般居家治疗。

（2）有持续高热等无法缓解的症状的感染者，请做好防护自行前往医院就诊。

（3）重症感染者需要及时到定点医院或各类医疗机构进行分级诊疗。

（4）当出现晕倒、呼吸困难、急性创伤、心脑血管意外或其他需要紧急抢救的情况时，请及时拨打120急救热线。

二、重点人群就医指征

1. 老年人及有基础疾病人群

老年人及有基础疾病人群感染新冠病毒后，如果所患基础疾病处于稳定期，重要器官（如心、肺、肝、肾、脑等）无严重功能障碍，建议居家治疗。

当老年人及有基础疾病人群出现以下情况时，需要及时就医：

（1）呼吸困难或气促。

（2）经药物治疗后，体温仍持续高于38.5℃，超过3天。

（3）原有基础疾病病情明显加重且不能控制。

注意：患有基础疾病需要长期服药的老年人，不可擅自停药。可通过互联网医院在线诊疗，或联系家庭医生、社区卫生服务机构取药，或经医生评估后开长处方，以减少外出就诊次数，且可由家属代取药物。

2. 孕产妇

孕产妇感染新冠病毒后，无症状者，做好隔离防护，监测身体状况，一般是不需要治疗的；轻症者，不建议盲目自行服药，可通过互联网医院在线诊疗开药，如仅有发热和咳嗽，无呼吸不畅，大多数情况居家2周即可。

当孕产妇出现以下情况时，需要及时就医：

（1）出现发热症状，经多喝水、休息或遵医嘱用退热药后未见好转。

（2）出现胸痛、心胸憋闷。

（3）出现头痛伴有血压异常（如血压增高）。

（4）因发热导致基础疾病病情加重。

（5）其他状况，如胎动异常或阴道出血等。

注意：孕产妇去医院就诊，建议佩戴N95口罩。外出回家后洗手，平日居家、办公地点都要经常通风。留好助产机构电话，需要时及时沟通，如未能按预约时间就诊，也不要着急、焦虑，保持情绪稳定，可改约时间。如需紧急就诊，跟所在社区及时沟通，可通过特殊通道就诊。

3. 儿童

儿童感染新冠病毒后如无特殊情况，可选择居家治疗，每天早、晚各进行1次体温测量和健康监测，根据症状进行对症处理或口服药物治疗。

当儿童出现以下情况时，需要及时就医：

（1）呼吸困难或气促。

（2）经药物治疗后，体温仍持续高于38.5℃，超过3天。

（3）原有基础疾病病情明显加重且不能控制。

（4）嗜睡、持续拒食、喂养困难、持续腹泻或呕吐等。

4. 肿瘤患者

肿瘤患者感染新冠病毒后转重症的风险高于普通人。虽然奥密克戎变异株毒力大幅下降，不用过于恐慌，但对肿瘤患者仍有一定风险，因此肿瘤患者须加强个人防护（佩戴N95口罩、保持社交距离、勤洗手），尽快完成疫苗全程接种（包括加强针），使用胸腺肽等提高免疫力，避免过早感染或反复感染。

肿瘤患者感染新冠病毒后需暂停放化疗、免疫治疗，待抗原或核酸检测结果转阴后再重启上述治疗，特殊情况下遵医嘱进行治疗。靶向药物可以持续服用，无须停药。

　　肿瘤患者感染新冠期间要保证充足的水分摄入和睡眠，密切关注症状变化，可适当使用退热、镇咳等药物以缓解症状，可口服有清热解毒效用的中成药预防炎症加重。如出现持续高热（高于38.5℃，超过3天）、胸闷、胸痛、呼吸困难、意识模糊等症状，或者肿瘤原有症状加重，应尽快到医院就诊。

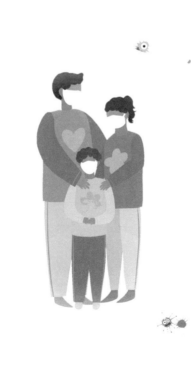

感染居家早康复

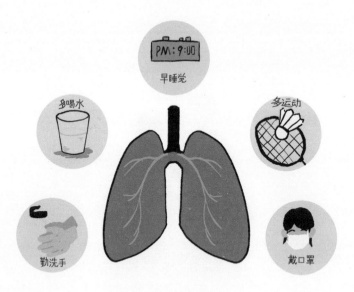

早睡觉

多喝水

多运动

勤洗手

戴口罩

奥密克戎变异株致病性明显减弱，以无症状感染者和轻型病例为主。根据《新冠病毒感染者居家治疗指南》，未合并严重基础疾病的无症状或症状轻微的感染者，以及基础疾病处于稳定期，无严重心、肝、肺、肾、脑等重要脏器功能不全的感染者可以居家治疗，加强健康监测，病情加重者及时前往医院就诊治疗。

抗原检测或核酸检测结果为阳性的人员应当每天早、晚各进行1次体温测量和自我健康监测，如出现发热、咳嗽等症状，可进行对症处理。有需要时也可联系基层医疗卫生机构医务人员或通过互联网医疗形式咨询相关医疗机构。无症状者无须药物治疗。

一、感染期间需要做到

（一）健康监测

感染者应当每天早、晚各进行1次体温测量和自我健康监测，根据下表对出现的症状进行实时记录，记录内容包括症状名称、开始时间、结束时间、程度、生活状态等。

居家自我健康监测症状记录表:

记录 时间	症状 名称	开始 时间	结束 时间	程度	痰的颜 色、量	缓解 因素	生活 状态

注:(1)缓解因素可填戴口罩、吃药等有效缓解症状的措施。

(2)生活状态可填睡觉、吃饭、看电视等症状出现时的生活状态。

如出现下列情况,需及时到医院就诊:

(1)呼吸困难或气促明显。

(2)经药物治疗后体温仍持续高于38.5℃,超过3天。

(3)体温35℃及以下。

(4)抽搐。

(5)神志改变或精神状态明显变差。

(6)持续不能饮食,或腹泻、呕吐超过2天。

(7)原有基础疾病病情明显加重且不能控制。

(8)儿童出现嗜睡、持续拒食、喂养困难、持续腹泻或呕吐等情况。

(9)孕妇出现头痛、头晕、心慌、憋气等症状,或出现腹痛、阴道出血或流液、胎动异常等情况。

（二）个人防护

居家治疗期间要做好个人防护，尽量不与其他同住人接触。

1. 独居房间

（1）感染者需单独居住在通风良好的房间，房间每日上午、下午至少各进行1次开窗通风，每次30分钟以上。

（2）房间房门关闭，并拒绝一切探视。

（3）房间内配备体温计、纸巾、口罩、一次性手套、带盖的垃圾桶、消毒剂等个人防护、消毒的物品。

（4）可在相对独立的房间外放置桌凳，作为非接触式传递物品的交接处。

2. 使用、接触的物品

（1）感染者的衣物、床单、毛巾等用品与同住人分开存放、分开洗涤。

（2）感染者不与同住人共用餐具。

（3）及时丢弃或清洁遮盖过口鼻的一次性物品，及时清理、消毒被唾液、痰液等污染的物品。

3. 住所公共区域

（1）感染者应尽量减少与同住人接触，进入住所公共区域时应规范佩戴N95口罩。

（2）在公共区域内，准备食物、饭前便后、摘戴口罩等，应当先洗手或进行手消毒。

（3）确保需要共用的空间（如厨房和卫生间）通风良好，不具备自然通风条件的，可用排气扇等进行通风。

4. 卫生间

（1）卫生间内应加强开窗通风，或开启排气扇等设备进行通风换气。

（2）坐便器冲水时，应先盖马桶盖再冲水。

5. 生活垃圾

（1）每次清理垃圾时用双层塑料袋装好并扎紧袋口，避免出现遗洒。

（2）对装有垃圾的塑料袋外表面和封口处消毒。

（3）由同住人佩戴N95口罩及乳胶手套将垃圾放至社区指定位置。

（三）控制外出

感染者居家治疗期间非必要不外出、不接受探访。对因就医等确需外出人员，要全程做好个人防护，点对点到达医疗机构，就医后再点对点返回家中，尽可能不乘坐公共交通工具。

（四）抗原自测或核酸检测

如居家治疗人员症状明显好转或无明显症状，自测抗原结果呈阴性并且连续两次新冠病毒核酸检测结果呈阴性，即CT值≥35（两次检测间隔大于24小时），可结束居家治疗，恢复正常生活和外出。

二、同住人应该这样做

1. 做好自我监测

新冠病毒感染者的同住人需每日监测体温和病情变化，出现呼吸道感染症状或原有基础疾病等明显加重时，要根据病情对症治疗或及时就医。

2. 做好自我防护

新冠病毒主要通过呼吸道飞沫和密切接触传播，同住人尽可能与感染者保持1米以上距离。同住人与感染者接触时、处理其污染物及污染物体表面时，需佩戴N95口罩、一次性手套。离开感染者居住空间后要及时进行双手清洁及消毒，未清洁双手不要触摸口、眼、鼻。

3. 遵守防护要求

尽量开窗通风，同住人和感染者一并遵守居家个人防护要求。

三、应对症状选准药物

（一）新冠病毒奥密克戎变异株感染常见症状

新冠病毒奥密克戎变异株感染后，很多人无明显症状或症状相对较轻，但也有一部分感染者会出现一些"流感样症状"，其中包括发热、咳嗽、咽痛、流鼻涕、鼻塞、肌肉酸痛、头痛等。

（二）症状应对治疗

新冠病毒奥密克戎变异株感染一般不需要特殊治疗可自愈，症状明显的予以对症处理。

1. 一般处理

（1）规律作息，保证充足的睡眠，提高免疫力。

（2）保证充足饮水量。

（3）保持适量身体活动。

（4）保证充分能量和营养摄入，确保优质蛋白质类食物的摄入。

（5）增加新鲜蔬菜、水果的摄入，尽量多吃深色蔬菜。

（6）适当增加富含单不饱和脂肪酸的茶油、橄榄油、菜籽油等的摄入。

（7）积极与家人、朋友沟通，保持心理健康，减少焦虑、恐惧、紧张、烦躁等情绪。

2. 对症治疗

感染者常见的症状包括：发热、干咳、乏力、嗅觉味觉减退、鼻塞、流涕、咽痛、结膜炎、肌肉痛和腹泻等。一般中青年感染新冠病毒后，病程约为7天，接种过新冠病毒疫苗并完成加强免疫接种的人群病程更短、病情更轻。部分老年人，尤其是70岁以上有基础疾病的老年人病程相对复杂。针对新冠病毒感染的居家药物治疗，可参照如下情况，必要时，可以通过互联网医院进行远程诊治。

对症处理及用药建议：

症状		处理	用药
发热		①多喝水，保证尿色清淡 ②低、中热可暂予观察，发热38.5℃以上或有明显不适症状时可以服用解热镇痛药	解热镇痛药，如布洛芬、对乙酰氨基酚，儿童可选用相应的混悬液
干咳	没有鼻塞、鼻涕、咽喉不适	多喝水，减少低温和干燥气体对咽喉的刺激	镇咳药，如氢溴酸右美沙芬片、右美沙芬愈创甘油醚糖浆、复方甲氧那明胶囊等

（续表）

	症状	处理	用药
干咳	伴鼻塞、鼻涕、咽喉异物感	多喝水，戴口罩，减少低温和干燥气体对鼻、咽喉的刺激	镇咳药和抗过敏药。抗过敏药有马来酸氯苯那敏、氯雷他定、西替利嗪等，如同时使用镇咳药复方甲氧那明胶囊，需要减少抗过敏药的剂量
	咽痛、咽干	①多喝水，戴口罩，减少低温和干燥气体对咽喉的刺激 ②吞咽少许盐水湿润咽喉，少讲话	可含服有薄荷成分的含片
	鼻塞流涕	戴口罩，减少低温气体对鼻腔的刺激	马来酸氯苯那敏、氯雷他定、西替利嗪等抗过敏药
	乏力、嗅觉减退	无须特殊治疗，随病情好转可自愈；可戴口罩	无须特殊用药
咳痰、痰白	与鼻涕性状相似	戴口罩，减少低温气体对鼻、咽喉的刺激	服用抗过敏药或促进呼吸道黏膜纤毛活动的药物，如桉柠蒎肠溶胶囊等

（续表）

	症状	处理	用药
咳痰、痰白	与深呼吸、体位改变有关	①多喝水 ②采用振荡呼吸相正压振荡排痰器（OPEP）排痰	必要时可以使用促进呼吸道黏膜纤毛运动、稀释痰液、分解痰液成分和促进呼吸道腺体分泌的药物，如复方甘草片、乙酰半胱氨酸颗粒、盐酸氨溴索片、桉柠蒎肠溶胶囊等
咳痰、痰黄	与鼻涕性状相似	戴口罩，减少低温气体对鼻、咽喉的刺激	服用抗过敏药，促进呼吸道黏膜纤毛活动的药物，对厌氧菌有效的替硝唑、阿奇霉素和β-内酰胺类口服药（建议在医师指导下用药）
	与深呼吸、体位改变有关	①多喝水 ②采用振荡呼吸相正压振荡排痰器（OPEP）排痰	使用促进呼吸道黏膜纤毛运动、稀释痰液、分解痰液成分和促进呼吸道腺体分泌的药物，如复方甘草片、乙酰半胱氨酸颗粒、盐酸氨溴索片、桉柠蒎肠溶胶囊等

（续表）

症状	处理	用药
腹泻	多喝淡盐水，保证尿色清淡	症状严重者可使用药物缓解症状：盐酸小檗碱片、蒙脱石散、藿香正气胶囊（或藿香正气丸、藿香正气水、藿香正气口服液）
肌肉酸痛	多喝水，局部按摩	解热镇痛药，如布洛芬或塞来昔布

四、居家治疗用药注意

（1）服药时，须按药品说明书服用，注意药物的不良反应及相互作用，很多感冒药为复方制剂，都含有对乙酰氨基酚，使用前仔细阅读说明书，避免重复、超量用药，导致肝损伤，服药期间切忌饮酒。

（2）避免盲目使用抗菌药物（抗生素大多是针对细菌的，对新冠病毒没有治疗作用）。

（3）新冠病毒感染可能导致慢性病、基础疾病病情加重，患有基础疾病的人一定要规律用药，控制好病情。在病情稳定时，无须改变正在使用的基础疾病治疗药物剂量。

五、正确消毒全家安康

消毒是阻断传染病传播途径的有效手段，那么，新冠病毒感染者居家消毒应该怎么做？

处理感染者使用过的物品或者进行环境消毒时，首先应做好自我防护（戴口罩、手套等）。消毒首选物理消毒，可选择衣被暴晒、餐具煮沸和自然通风等方式。如开展化学消毒，则要注意消毒剂不要混用，有些消毒剂刺激性比较强，使用时尽量戴好口罩、手套。

（一）物品消毒

1. 餐具

餐具洗干净后，可用餐具消毒柜或煮沸等方式进行消毒。煮沸消毒宜15~30分钟，使用餐具消毒柜消毒按使用说明书操作，或使用含氯消毒液擦拭15分钟，再用清水冲洗干净。

2. 常见接触物体表面

物体表面可用擦拭方式消毒。桌面、门把手、开关、热水壶、洗手盆、水龙头等，可使用含有效氯为250~500毫克/升的消毒液擦拭，每天1次或以上。手机、遥控器、鼠标等电子产品可用70%~80%酒精棉球或消毒湿巾擦拭消毒。

3. 感染者衣服、床单等

处理感染者衣服、床单、毛巾和被褥等，可用含氯消毒液浸泡30分钟后再正常清洗，或者用60~90℃的热水加普通洗涤剂清洗。在阳光好的白天，可将衣服、床褥搬到室外，让阳光暴晒，高温和紫外线可以杀灭新型冠状病毒。

4. 地面

地面可选用含有效氯为1 000~2 000毫克/升的消毒液拖拭，作用30分钟。

5. 卫生间

坐便器、便池及周边，选用含有效氯2 000毫克/升的含氯消毒液擦拭，作用30分钟。

6. 垃圾

把用过的纸巾、口罩、一次性手套等装入塑料袋，用含有效氯为500~1 000毫克/升的消毒液或75%的酒精喷洒消毒至完全湿润，扎紧塑料口袋，也需对垃圾包装袋和垃圾桶（建议有盖）喷洒消毒，并作用30分钟。处理完成后记得洗手，凡是接触和感染者有关的物品，记得一定要洗手。

（二）正确认识消毒剂类型及用法

1. 醇类消毒剂

醇类消毒剂（如75%酒精、含醇手消毒剂）可用于手消毒和小物体表面消毒。需要注意的是对酒精过敏者慎用；不可大面积喷洒，防止发生燃烧等事故；应放置于阴凉避光处保存。

消毒方式如下：

（1）手部消毒。均匀喷雾或涂擦揉搓手部1~2遍。

（2）皮肤消毒。涂擦皮肤表面1~2遍。

（3）小件物品（如手机、钥匙、门卡等）表面消毒。擦拭物体表面1~2遍。

2. 含氯消毒剂

含氯消毒剂（如84消毒剂、次氯酸消毒剂、含氯泡腾片、二氧化氯消毒剂等）可用于物体表面、衣物、餐具等消毒，其中，次氯酸消毒剂也可以用于手部、空气消毒。消毒剂都需要一定的作用时间，不能刚用完就擦掉，具体作用时间请仔细阅读产品使用说明。

消毒步骤如下：

（1）做好防护。佩戴口罩、手套，还可以穿上防水围裙，选择通风良好的环境。

（2）配制有效浓度。关注有效成分含量，以含有效成分浓度5%的84消毒剂为例，1升水兑10毫升消毒剂，配制成使用浓度为500毫克/升的消毒液。84消毒剂不能和其他清洁剂混合使用，否则会产生氯气，危害身体健康。

（3）开展消毒。对桌椅等物体表面进行擦拭，对地面进行喷洒、拖拭。

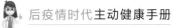

（4）去除残留。如有需要，可用清水抹布擦拭，去除消毒剂的残留。

3. 酚类、季铵盐类

酚类、季铵盐类可用于物品擦拭，刺激性不强，对于宠物、小孩都比较友好。

康复防护不松懈

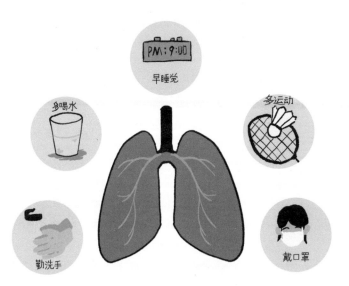

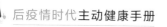

目前，已有不少新冠病毒感染者处在康复阶段。这个阶段，我们应该关注什么呢？

一、自我判断康复信号

青壮年发病7天后核酸检测结果逐渐转为阴性（部分存在个体差异），传染性较低。当出现：

（1）症状明显好转或无明显症状。

（2）三天两检的抗原检测或新冠病毒核酸检测结果均为阴性（可认为不具有传染性）。

即可认为处于康复阶段。

温馨提醒：康复初期的1~2周内，身体可能会比较容易感到疲倦，建议运动强度循序渐进，请勿进行剧烈运动。

二、坚持防护预防感染

首次感染新冠病毒奥密克戎变异株后，短期内体内抗体处于较高水平，有一定的保护作用。一般认为3~6个月不会二次感染。康复后，戴口罩、勤洗手、多开窗通风、注意社交距离、保持咳嗽礼仪等好习惯还要继续坚持。

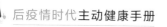

后疫情时代**主动健康手册**

三、复阳不同于再感染

"复阳",即尚处于康复期的人群体内感染的病毒没有完全清除,再次出现核酸或抗原阳性的情况。"复阳"一般认为检出的是体内病毒片段,它没有传染性,也没有致病力。

"再感染"是指人体在前一次感染完全康复后,当体内的特异性免疫降低到一定水平时,再次被同种病毒感染入侵。其特点为通常与上一次感染间隔一段时间,且具有传染性。感染康复后体内的抗体水平会逐步降低,如果病毒继续变异,或者接触一些关系比较远的毒株,再感染的概率会增加。免疫力低下的人群容易发生再感染。

四、康复不立即打疫苗

正处于新冠病毒症状发作期的阳性感染者和已经康复的两类人群,不宜立即接种未完成的新冠病毒疫苗剂次,应待康复后至少6个月,再咨询医生评估身体状态是否可以接种。

五、"一起阳"不可取

感染新冠病毒是一个自然规律，但不代表让大家主动去得病。由于奥密克戎变异株传染性很强，大部分人大概率是会被感染的。短时间内大面积感染会影响正常社会秩序，容易导致新的变异株出现，而且感染的时间越晚，感染后出现的症状就会越轻，因此不建议大家"一起阳"，故做好个人防护仍然重要。

六、心肺受损运动康复

运动干预是主动健康的重要内容，运动干预需要考虑运动形式、运动频率、运动强度。

1. 运动形式

对于肺功能受损的人群，可以采用缩唇呼吸、吸鼻、鼓腹、收腹等呼吸康复操锻炼呼吸肌肉，也可以采用呼吸训练器等辅具锻炼呼吸肌肉。

对于心肺功能严重受损、高龄或行动不便的人群，可以采用卧位康复操或站立进阶操。

卧位康复操：包括3个动作，拉伸起坐、拱桥运动和空中踩车。这3个动作可以锻炼上下肢、背部肌肉等全身肌肉和呼吸肌肉。

拉伸起坐：

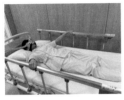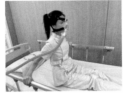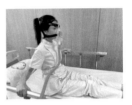

拱桥运动：

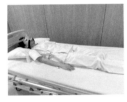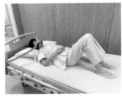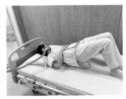

空中踩车：

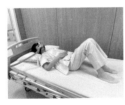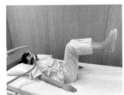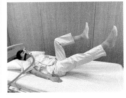

站立进阶操：上肢扶持于下肢膝关节，做站立和落座的动作，可以锻炼上下肢、背部肌肉等全身肌肉。

上肢撑膝关节做站立动作：

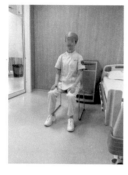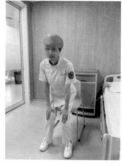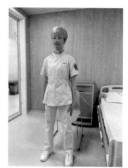

上肢扶膝关节做落座动作：

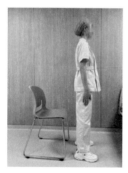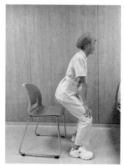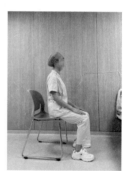

2. 运动频率

每周至少3天，每天至少1次，每次至少30分钟。

3. 运动强度

运动强度以患者舒适为导向，以能发汗为目标。

重点人群不慌张

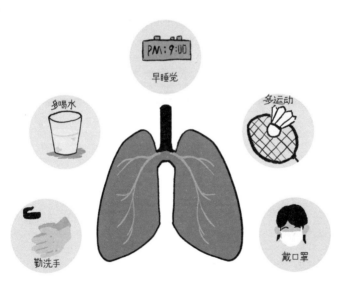

PM:9:00
早睡觉

多喝水

多运动

勤洗手

戴口罩

一、老人及基础病人群

1. 临床特点

老年人及有基础疾病人群是感染新冠病毒后出现重症的风险人群。部分老年人感染新冠病毒后的表现与青壮年有差异，70岁以上有基础疾病的老年人病程更为复杂：①发热过程容易超过3天，同时伴有呼吸道症状加重；②基础疾病病情加重，如高血压病患者感染新冠病毒后可能出现血压不稳定，脑血管疾病患者感染新冠病毒后有脑梗死或脑出血的风险；③核酸检测结果转阴后，加重的基础疾病病情不一定随之稳定，需根据个体状况持续治疗；④没有接种疫苗的老年人，重症风险明显升高。

2. 一般处理

充分休息，多喝水，进食水分丰富的水果，合理饮食，适当锻炼。

3. 基础疾病的治疗

有基础疾病的新冠病毒感染者在居家治疗时需继续坚持规律用药，尽量把基础疾病控制好。

4. 新冠症状的药物治疗

可参照本书"感染居家早康复"中"应对症状选准药物"的内容进行相应的处理。

5. 发热的处理

原则上，体温低于38.5℃者，可通过多喝水降温；体温高于38.5℃者，可使用对乙酰氨基酚或者布洛芬退热。服药后不能退热、有严重的肝脏疾病（如肝硬化）或有消化道出血史的患者，需要找医生诊治。

6. 就医指征

80岁以上的新冠病毒感染者，如基础疾病控制不好、不稳定，建议住院观察。

患高血压病的新冠病毒感染者，如出现头晕、胸痛、下肢水肿，建议看医生，排查高血压病的并发症。

糖尿病会增加新冠病毒感染后出现并发症和重症的风险。患糖尿病的新冠病毒感染者一定要遵医嘱，规律吃药或者注射胰岛素，监测血糖，确保血糖达标。如果血糖控制不理想，特别是严重偏离目标值，比如空腹血糖在9毫摩尔/升以上，或餐后2小时血糖在15毫摩尔/升以上，或出现低血糖反应，或出现明显消瘦、精神疲倦，建议看医生调整药物，加强饮食、运动调节。

慢性阻塞性肺疾病（简称"慢阻肺"）患者感染新冠病毒后，应继续规范治疗（规律吸入支气管扩张剂）。如果平时有家庭氧疗或家庭无创通气的患者，可继续给予氧疗或无创通气。同时对症处理新冠症状，预防慢阻肺急性加重，监测血氧饱和度，尽早识别重症。如出现呼吸困难、咳吐大量脓痰，或者痰咳不出来，血氧饱和度在90%以下，需尽快就医。

二、孕妇产妇防护攻略

孕产妇奥密克戎变异株感染率和普通人群接近，出现的症状也和普通人群接近，如咽干、咳嗽、流鼻涕、浑身酸痛、发热等。

（一）孕妇

1. 症状轻微或无症状者

孕妇感染新冠病毒后，如果症状轻微或者无症状，则不需要治疗。平常注意多休息，多饮水，放松心情，增加富含维生素和蛋白质的食物，提高自身免疫力。

2. 有症状者

可以根据具体症状，通过多进食水果、喝水、戴口罩、主动清鼻涕和主动排痰等方法缓解症状，如不能缓解，建议找医生诊治。

新冠病毒感染的孕妇孕期发生感染、血栓、子痫前期（妊娠高血压疾病）的风险有所增加。因此，孕妇需要密切观察自己的身体变化，按时产检，如果出现头痛、头晕、心慌、憋气、呼吸急促、高热2～3天不缓解等症状或出现腹痛、阴道出血或流液、胎动异常等情况需及时到医院就诊。

（二）产妇

新冠病毒感染的产妇若出现轻症，可对症处理，若为无症状则无须特殊处理。

关于母乳喂养，新冠病毒感染无症状的产妇在做好个人防护的基础上，可继续母乳喂养婴儿，但应注意病毒可能会通过母亲说话、咳嗽或打喷嚏传播给婴儿，因此进行母乳喂养时，要佩戴贴合良好的医用N95口罩，在接触婴儿前后要做好手部卫生。有症状的产妇，在用药治疗期间，最好停止母乳喂养或咨询专业妇产科医生。

若借助吸奶器收集乳汁，哺乳妈妈挤奶前需注意清洁卫生，要仔细洗脸、洗手，并戴上N95口罩，吸奶器、奶瓶与奶嘴应规范消毒。

（三）手术及分娩建议

现有资料显示，新冠病毒感染的孕妇自然流产率和先天性畸形率并没有增加，因此新冠病毒感染的早孕患者，不应该盲目地采取一刀切的"终止妊娠"方案。

新冠病毒感染的产妇阴道分娩相对比较安全，在做好防护的情况下，如果没有产科的剖宫产指征、不是重症患者，不建议盲目采用剖宫产。

需要注意的是，妊娠这一因素可能导致新冠重症风险增加，特别是本身就存在一些危险因素的患者，如年龄较大（尤其是≥35岁）、肥胖、有基础疾病（尤其是高血压病、糖尿病），以及未接种疫苗者。

三、孩子健康妈妈不慌

1. 新冠病毒感染儿童的临床特征

新冠病毒感染儿童的临床症状绝大多数比较轻。与成人相比，儿童的发病部位主要为上呼吸道，重症相对少见，且发病快，几乎没有潜伏期，多在1天内发病。

儿童的主要症状有发热、咳嗽、乏力、呕吐和腹泻等，绝大多数以发热为首发表现，体温可为中度发热或高热，多伴有畏寒、寒战、浑身酸痛，可伴有头痛、干咳、鼻塞、流涕，部分儿童可有呕吐、腹泻、腹胀、腹部不适等消化道症状，随后可有咽痛及嗅觉、味觉短时间减退等，个别儿童会出现热性惊厥。发热一般持续2~3天，热退后精神很快好转，年龄大于5岁的孩子会有咽痛、咳嗽加重等表现。儿童核酸检测结果阳性持续时间相对较短，多在4~5天转阴，甚至体温恢复正常后核酸检测就呈阴性。儿童早期咳嗽不明显，主要为干咳，后期有痰，但咳嗽没有成人剧烈。儿童相比成人更加突出的是消化系统症状，可表现为腹部不适、阵发性腹痛、腹胀及食欲减退，味觉暂时消失或减弱等。

2. 儿童居家时的一般处理

（1）保持规律作息、充足睡眠，家长应加强亲子沟通，让孩子保持心情愉悦。

（2）多进食含水量丰富的水果，多喝水，保证尿色清淡。有上呼吸道症状的戴儿童型口罩，以减少低温干燥的环境对鼻、咽喉的刺激，从而减轻症状。

（3）饮食以清淡易消化的食物为主，注意补充维生素，体温恢复正常后可逐渐增加蛋白质的摄入，原则是高蛋白、低脂肪、营养丰富、少食多餐。

3. 药物治疗

经上述一般处理不能缓解症状时，可参照本书"感染居家早康复"中"应对症状选准药物"的内容给予相应的药物进行治疗，注意剂量要按照儿童的体重计算得出，如经过药物治疗未见好转，出现咳嗽加重、呼吸费力、精神萎靡的情况，则需要即刻到医院诊治。

4. 发热的处理

儿童如果精神状态稳定，家长做对症处理、观察病情即可。儿童如果体温≥38.5℃且伴有明显不适，可应用退热药。2月龄以上儿童推荐使用对乙酰氨基酚退热，6月龄以上儿童推荐使用对乙酰氨基酚或布洛芬退热。同时可以辅助物理降温，如使用温水擦浴，建议擦脖子、腋窝、大腿根等部位，禁止使用酒精擦浴。手足冰冷时建议使用热毛巾、热水袋取暖或搓热手足。

当孩子出现热性惊厥时，家长在家中可采取以下措施：①保持孩子平卧位，将衣领解开，尽量保持孩子的呼吸道通畅，使孩子处于放松状态，防止出现缺氧情况。②将孩子的头偏向一侧，避免分泌物误入呼吸道而引起窒息，在孩子惊厥、出现口吐白沫的现象时，家长要及时清理分泌物。③进行物理降温，用温毛巾擦拭孩子额头、颈部、手心、脚心等部位，随着体温的下降症状有可能得到控制。④及时就医。在家里做简单的处理后，一定要及时拨打120或自行送医院接受进一步救治。

5. 病情监测

儿童的精神状态是判断疾病严重程度的重要指标之一。如果孩子精神状态与日常相比差别较大，出现嗜睡甚至惊厥表现时，建议家长带孩子及时就诊。如果孩子体温高于38.5℃，超过3天，或出现呼吸加快或费力、精神萎靡或意识障碍、持续拒食、频繁呕吐腹泻、原有的基础疾病病情加重且不能控制等情况需及时就医。孩子突然出现声音嘶哑及犬吠样咳嗽、吸气时喉鸣和吸气费力等急危症状，需要立即就医。

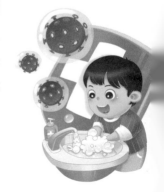

合理营养强体质

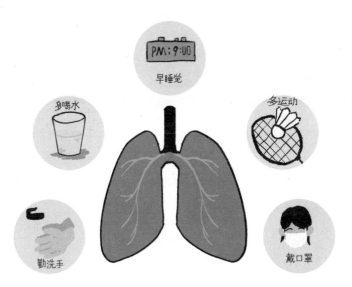

新冠疫情终有一天会过去，而我们如何与病毒或者细菌甚至是衰老，做旷日持久的战争呢？毋庸置疑，给自己一个健康的身体，是所有人安身立命之本。当我们孜孜不倦地给予身体营养滋润时，它必然会以健康回馈于我们。

　　如何正确饮食，《中国居民膳食指南（2022）》已经给了我们一个蓝本。

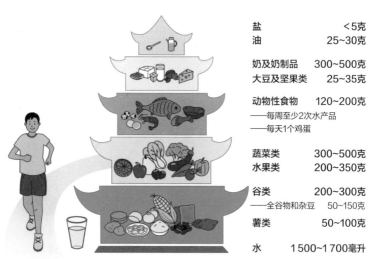

中国居民平衡膳食宝塔(2022)

我们每天大致需要的营养可以简单归纳为饭（主食）、菜、肉（蛋白质）及水果四大类。

一、一日三餐巧搭配

有的人每餐进食时不太注重均衡，经常是缺这缺那的。比如：早餐1个鸡蛋、1杯牛奶完事，又或者是1碗粥、1根油条、1个馒头；晚餐又只是吃青菜和肉，不吃饭。其实，每餐饭、菜、肉都要有才能做到搭配合理，保证营养物质充分而全面。

日常生活中，主食主要包括玉米、麦片、红薯、荞麦面、杂粮馒头、黑米、红米、紫米、糙米等五谷杂粮类主食，以及白粥、精面、米粉、肠粉、油条、葱油饼、白面包、蛋糕、白米饭等精制米面类主食，蛋白质主要来源于蛋类、牛奶、鸡、鱼、其他海产品、猪肉、牛肉、羊肉、豆制品，菜主要包括绿叶蔬菜（每餐占一半以上）、瓜类、番茄、洋葱、萝卜、菇类、葱、姜、蒜等。

举例：早餐可以选择玉米加1个鸡蛋和1杯牛奶，再加上青菜或者小番茄（赶时间的话可以不选择菜）。午餐可以选择糙米饭、鱼、青菜及其他蔬菜适量。下午可以吃个橙子，加2颗核桃仁。晚餐可以适量选择黑米饭、鸡、青菜及其他蔬菜。

上述例子基本能做到每餐饭、菜、肉都有，是我们日常饮食搭配的模板。

为了使食物种类更丰富、品种更多样，充分获取各种食物的营养物质，我们应尽可能让每天的食物种类达到12种以上，每周达到25种以上，每月尝试1种既往没吃过的食物。

如果在疾病期间出现发热、咽痛、胃口不好，我们可以选择一些清淡的、容易消化的软食，少食多餐。但每餐同样建议以饭、菜、肉三大类都有为主要搭配原则，如选择番茄鸡蛋面、菜碎肉末粥、青菜虾仁云吞等。

下面是简单的一周食谱建议：

项目	星期一	星期二	星期三	星期四	星期五	星期六	星期日
早餐	酸奶 水煮蛋 玉米	牛奶 荷包蛋 红薯	酸奶 煎蛋 马铃薯	牛奶 蒸水蛋 南瓜	酸奶 水煮蛋 山药	牛奶 荷包蛋 芋头	酸奶 煎蛋 麦片
午餐	清蒸鱼 菜心 黑米饭	炒大虾 菠菜 糙米饭	腐竹炒肉片 芥蓝 红米饭	豆豉凉瓜炒鲮鱼 西洋菜 紫米饭	茶树菇炒牛肉 空心菜 荞麦饭	红枣香菇蒸鸡 紫甘蓝 黑米饭	清蒸鱼 番薯叶 糙米饭
晚餐	姜葱蒸鸡 油麦菜 黑米饭	五杯鹅 菜心 糙米饭	清蒸鱼 炒包菜 红米饭	姜葱白切鸡 小白菜 紫米饭	荷兰豆炒虾仁 茼蒿 荞麦饭	红烧排骨 上海青 黑米饭	酱油鸡 杭白菜 糙米饭

二、日常饮食小知识

1. 日常饮食需要注意

（1）蛋指的是完整的1个蛋，不要把蛋黄丢掉。蛋黄有丰富的营养，里面的胆固醇并不会引起血液中胆固醇的增高。

（2）有心血管风险、糖尿病或者肥胖人群，奶制品建议选择低脂或者是脱脂的。乳糖不耐受（就是喝牛奶容易拉肚子）的人群，可以选择零乳糖奶或者酸奶。

（3）肉类以鱼肉和鸡肉为主，猪肉、牛肉适量。每餐可以添加适量豆制品，取代部分其他肉类。少吃熏腌和深加工肉制品。

（4）饭以五谷杂粮为主，如小麦、大麦、黑麦、燕麦、玉米等，或者薯类食物，如红薯、马铃薯（非油炸）。尽量避免食用精制米面，如大米粥、精制面条、包子及加工食品（饼干、面包等）。

（5）每日的水果中至少应有一半来自整个水果，而不是果汁。饮用果汁时，应为100%的果汁，并进行巴氏消毒或用水稀释，不添加糖。

（6）进一步控制油、盐摄入。在中国成年人与心血管疾病死亡数量有关的所有膳食因素中，盐吃太多占第一位。

（7）水分摄入充足时，正常的尿液为透明黄色或浅黄

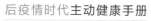
后疫情时代主动健康手册

色。当尿液颜色加深时，机体可能摄入水分较少，处于脱水状态。

（8）甜品及膨化零食如薯片、爆米花等都属于高糖、高油脂类食物，有些甚至含有反式脂肪酸，不建议食用。原味坚果可以作为每日的零食，但含盐的或油炸的不建议食用。

（9）多数饮品含糖在8%～14%。糖的过多摄入会引起机体的代谢紊乱，因此应尽量避免含糖饮料的摄入。

（10）不要不吃早餐。不吃早餐会让人感到饥饿，从而更可能受到高热量、高糖和高脂肪食物的诱惑。不吃早餐的人也更容易超重或肥胖，注意力及工作能力会下降，抑郁的情形也更多。

2. 饮食与健康的关系

（1）鱼肉可降低成年人全因死亡、脑卒中、痴呆及认知功能障碍的风险。

（2）过多摄入畜肉可增加2型糖尿病、结直肠癌及肥胖的发病风险。

（3）过多摄入烟熏食品可增加胃癌、食管癌的发病风险。

（4）过多摄入酒精可导致肝损伤，增加痛风、结直肠癌、乳腺癌的发病风险。过量摄入酒精还会增加心血管疾病风险。

（5）过多摄入含糖饮料会增加成人2型糖尿病发病风险，增加儿童、成年人肥胖风险。

（6）过多摄入脂肪会增加肥胖风险。过多摄入反式脂肪酸会增加心血管疾病死亡风险。

（7）增加蔬菜、水果、全谷物的摄入可降低心血管疾病的发病和死亡风险。增加全谷物的摄入可减缓体重增长。

（8）增加蔬菜摄入总量，特别是增加十字花科蔬菜和绿色叶菜的摄入量可降低肺癌的发病风险。

（9）多摄入蔬菜、水果、全谷物可降低结直肠癌的发病风险。

（10）牛奶及其制品可增加儿童青少年骨密度，酸奶可以改善便秘、乳糖不耐受。

（11）大豆及其制品含有多种有益健康的物质，对降低绝经后女性骨质疏松、乳腺癌的发病风险有一定益处。

（12）多饮水可降低泌尿系统感染的风险。

3. 其他常见饮品

（1）茶。我国的茶文化历史悠久，茶香让人回味无穷。茶的品种主要有绿茶、红茶、乌龙茶，以及白茶、黄茶、黑茶、草本茶等。其中以绿茶、红茶及乌龙茶为多。绿茶是将茶叶晾晒后直接炒制而成的，所以含有较多的茶多酚。而红茶在加工时已经发酵，其中的茶多酚被氧化成茶黄素和茶红素。乌龙茶是介于红茶和绿茶之间的半发酵茶。目前，有许多研究表明，茶多酚对健康有一定的作用。

（2）咖啡。咖啡是世界上受众极广的饮品。咖啡中含有咖啡因、二萜、多酚、咖啡酸等成分。咖啡可以提高身体基础代谢、抗老化，具有利尿作用，并能促进消化液分泌，刺激肠胃蠕动，帮助排便。有研究认为，咖啡因与帕金森病、阿尔茨海默病、酒精性肝硬化和痛风风险的降低有关，咖啡与2型糖尿病风险的降低有关。也有研究认为，咖啡与多种癌症风险的增加或减少有关，但缺乏确凿的数据。摄入大量咖啡因可导致一些短期不良反应，包括头痛、焦虑、震颤和失眠。所以，喜欢喝咖啡的人也要适量饮用。

最后，以歌德的一句话结束本部分的内容：知道道理并不够，我们还要实践；仅有意愿并不够，我们还要行动。

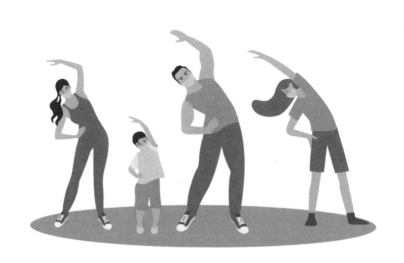

调节情绪心莫慌

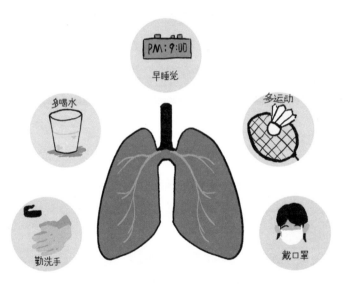

新冠疫情暴发三年以来，出现心理问题的人比以前明显增多。这是一个普遍现象，不再是个体心理问题，而是社会性心理问题。随着疫情防控常态化，控制社交距离和居家隔离成为生活常态，长此以往所滋生的孤独感及经济受阻产生的压力感会对我们的心理健康产生种种负面影响，这也使得社会对心理服务的需求不断上升。我们应如何应对疫情带来的持续影响，如何有效调节身心呢？不同群体所处的环境不同，思维模式也各有不同，因此我们应针对性地做好自我调整，打好心理防御战。

疫情对心理健康的影响主要表现在以下方面：

第一，疫情持续时间长、风险高，对自身所处环境的担心和对未来的迷茫会导致负面情绪的滋生，例如疫情高风险区附近的居民会对自身健康安全产生忧虑，精神高度紧张。

第二，疫情对社会经济和生活方式造成严重的干扰，导致人们获取的资源和储存的财富遭受损失，从而加剧忧虑、恐慌等负面情绪的蔓延，譬如疫情防控期间停工停产导致部分家庭失去经济来源，生活难以为继，家庭成员的心理健康进而受到影响。

第三，疫情对生活自由度的限制，以及隔离政策带来的持续影响都会限制人们的生活热情，阻碍压力的疏导。随着防控政策和医学手段的发展，疫情带来的压力逐渐由急性转变为慢性。我们对疫情的恐惧在减少，但疫情对生活各方面的压力随之凸显，如何适应现有生活模式、调节心理压力成为我们每个人都要考虑的问题。

一、老年人理性认识莫惊慌

（1）客观认识疾病。通过官方媒体了解准确信息，以免造成不必要的盲目乐观或紧张恐慌心理。

（2）与家人共同学习疾病防治知识，关注家人的身心健康。加强情感疏导，要有一定的社交活动，多与家人、好友聊天，子女也要加强陪伴，及时抚慰老年人情绪，给予老年人回应，让他们感受到温暖和情感支持。

（3）保持健康的生活习惯。要有规律的作息制度、充足的睡眠、健康的饮食，可以通过散步、打太极拳和八段锦等锻炼活动充实生活，以下棋、看戏、读报等方式活跃思维，保持健康的生活状态。

（4）接纳、排解负面情绪。通过向家人倾诉、自我放松等方式排解负面情绪。如果得不到改善，要及时告知家人，通过心理援助热线或网络医院心理问诊获得专业的帮助，必要时到医院就诊。

（5）做好个人防护。若出现发热等疑似新冠病毒感染症状，要冷静对待，必要时到医院就诊。

二、孕产妇正视情绪不担忧

（1）合理安排生活。保持规律的生活作息，学习孕产期相关知识，做适当的家务和运动，增加生活掌控感。

（2）避免信息过量带来的困扰。查看权威资讯，避免过度恐慌和紧张。

（3）正确看待情绪反应。孕产妇处于生理和心理的特殊时期，在疫情影响下更容易感到紧张甚至恐慌，要学会接纳自己的情绪反应，减少自责等负面想法。

（4）寻找情感支持。在情绪不好时，可以通过做自己喜欢的事、跟亲友倾诉来转移注意力，也可以拨打心理咨询热线等寻求专业帮助。

（5）按照医生的建议进行产检。去医院时不必过度紧张，做好自身和家人的防护，遵守医院的防控要求。

三、家长巧引导孩子不恐慌

（1）让孩子保持正常的生活作息。合理安排学习、娱乐和居家运动，不过度使用电子产品。

（2）保护孩子免受过多负面信息的干扰。根据孩子的认知特点和年龄段告知其必要的信息，树立孩子战胜疫情的信心。

（3）家长应保持情绪稳定，保障儿童内心的安全感。

（4）家长宜多陪伴孩子，可以一起读书、给孩子讲故事或做亲子游戏。如孩子出现烦躁不安、焦虑恐惧等情绪，可以多抚摸、拥抱、陪伴入睡。通过增强亲子关系重建孩子的安全感。

（5）对于孩子提出的各种问题不回避、不批评、不忌讳，包括疫情、疾病、死亡等问题，家长要保持温和、耐心的态度，根据孩子的年龄和理解力给予适宜的回答。

四、青少年规律作息不焦虑

（1）保持情绪稳定，避免长时间阅读或讨论负面信息，负面信息容易让人处于消极情绪中，情绪波动时可向亲友倾诉。

（2）保持健康的生活作息。一日三餐定时定量和标准的作息时间可以为青少年提供充沛的精力，要多食果蔬，减少零食摄入，保持心情舒畅。

（3）保持课内外学习。按照学校要求认真参加网络学习。根据兴趣爱好开展有意义的活动可以让时间和生活变得有趣，减少孤寂、焦虑带来的精神内耗。

（4）提高信息判断能力。不要仅看信息表面的意思，还要通过判断发布主体的公信力，理性甄别信息的真伪，避免受谣言误导。

（5）寻求人际关系支持。通过线上方式与不能见面的家人、朋友、同学保持积极联系。

五、上班族灵活办公重防护

（1）学习疾病防控知识，做好个人防护，避免过度焦虑。

（2）积极适应新的工作模式。在工作场所，要遵守单位的疫情防控要求。

（3）远程办公人员需尽快适应线上工作方式，加强与同事的沟通和磨合。

（4）居家办公的人员，要尽量保持上班时的工作节奏，如：准时起床、穿戴整齐，在家里找一个安静的区域作为工作区，按正常工作时间上下班等。

（5）留意自己的身心状态。若出现过度疲劳，或家中有确诊病例或疑似感染者时，一方面要及时向单位汇报，请求换岗或休息，另一方面可通过心理咨询热线或在线咨询的方式寻求专业的帮助。

六、医护人员疏导情绪不沮丧

（1）避免长时间工作，适当安排换班，尽量保证有效的睡眠时间。

（2）饮食要清淡，营养要丰富，以保持自身免疫力。

（3）休息时可听轻音乐，做些娱乐活动。每天练习深呼吸2~3次，呼气要缓慢，因地制宜进行身体锻炼。

（4）接受焦虑情绪。允许自己的负面情绪适度宣泄，比如哭一场，或向信任的朋友或同事倾诉。

（5）接受自身和医学技术的限制，尊重工作中遇到的客观难题，与同事相互鼓励，积极地进行自我对话，肯定自己的付出、自己的专业能力和自我价值。

七、隔离人员接纳情绪多倾诉

（1）识别与接纳情绪。发现负面情绪后要试着正视它、接纳它，这会帮助我们放下焦虑、恐惧。

（2）规律作息，适当运动，维持正常的生活节奏。在居家隔离期间，可制订计划，安排好作息时间，保证规律的饮食和睡眠。合理安排膳食，不过度饮酒和吸烟，不过度使用电子产品，避免不健康的应对方式。合理有序的生活有利于提升安全感，也有利于改善情绪。

（3）学会调节情绪。可通过呼吸放松训练、冥想等活动进行情绪调节，还可将注意力转移到适合的居家运动上，如瑜伽、八段锦、亲子游戏等。进行积极的自我对话，鼓励自己做好当下能做的事情。

（4）科学应对疫情信息，适度浏览有关信息。要从官方渠道学习防疫相关知识，关注权威发布，不信谣、不传谣，避免恐慌心理，接受客观事实，正确认识疫情对人的影响，坚信战胜疫情只是时间问题，同时要学习科学的预防措施，在日常生活中保护好自己和家人。

（5）保持与社会的连接。隔离人员可充分利用网络平台、新媒体联络亲朋好友，互相倾诉感受、互相鼓励，有困难就讲出来，主动寻求帮助，挖掘友善互助的社会支持，因为有大量的社区服务人员、政府工作人员、医疗保障人员在提供可靠的支撑。

（6）寻求专业的心理帮助。如通过上述方法仍感到焦虑不安、恐惧、压抑甚至痛苦不堪，可向心理热线及专业心理医生寻求帮助。

八、感染者积极配合一定赢

（1）接纳自己需要治疗或居家隔离的处境。当焦虑、恐惧、自责等情绪出现时，提醒自己或家人这些情绪是正常的。

（2）了解真实可靠的防疫信息及知识。通过官方媒体获取疫情信息，不信谣、不传谣。

（3）积极配合治疗。保持积极乐观的心态，进行自我鼓励和肯定。可以每天选择一些积极的、肯定式的、富有激励性的语言进行自我暗示，并反复强化，如"我一定能克服困难""我一定能战胜病毒"等。

（4）保持规律的生活作息。适当进行放松练习，居家隔离时尽量维持正常的生活作息习惯，保持生活的稳定性。

（5）如果尝试了各种自助的方法都无法有效缓解负面情绪，可寻求专业人士的帮助，关注比较权威的心理咨询公众号，或拨打心理援助热线，必要时到医院就诊。

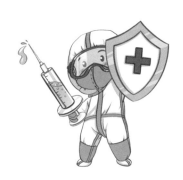

特殊场景应对好

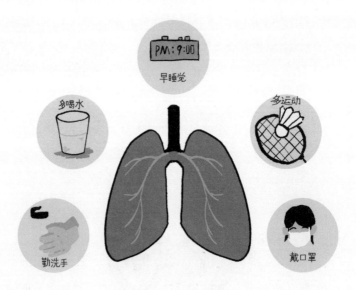

老年人和儿童是特别需要关注的群体，而老年人又是新冠肺炎重症的高危人群，《关于进一步优化落实新冠肺炎疫情防控措施的通知》（即"新十条"）中也特别提出，进入托幼机构、养老院、福利院等场所，仍需查验核酸检测证明及健康码，以降低将病毒带入这些机构的风险。那么特殊群体及其所工作生活的场所该如何做好防护呢？

一、校园健康管理

1. 坚持入校登记制度

（1）学生进校门检测体温。学校教职工进入校门需要核验身份及健康码，检测体温，异常者不得入校。校外无关人员一律不准入校。

（2）所有师生和员工每日返校前需进行健康自查。提倡返校前进行新冠病毒抗原检测，如出现发热等症状或抗原检测阳性，不得返校、返岗。

2. 做好个人防护

（1）养成良好的卫生习惯，加强自我保护意识。科学佩戴口罩、勤洗手、常通风、多消毒、少聚集、注意咳嗽礼仪、保持1米社交距离。

（2）学生在上下学途中全程佩戴口罩。进出校门时，必须佩戴口罩，与他人保持1米距离，测温有序入校。除体育活动、睡觉、用餐外，所有教职工和中小学生均须佩戴医用外科口罩。幼儿园的幼儿在园内可不佩戴口罩。

（3）保持健康的生活方式。早睡早起，合理饮食，适量运动，保持平和心态。

（4）不聚集、不扎堆。学校暂停堂食，师生、员工尽量家—校"两点一线"，自觉不到人员聚集场所，最大限度减少交叉感染风险，家长要尽可能做到"点对点"接送孩子。

（5）如出现持续发热不退、鼻塞、流涕、咽痛、乏力、嗅觉减退等新冠病毒感染相关表现，要第一时间佩戴口罩就近到有发热门诊的医疗机构就医，并主动告知相关情况。

3. 学生个人防护"九注意"

（1）多步行，少挤车。

（2）坐公交，戴口罩。

（3）分餐食，均营养。

（4）多运动，强体质。

（5）保距离，不扎堆。

（6）不贴近，不打闹。

（7）不掏鼻，不揉眼。

（8）打喷嚏，遮口鼻。

（9）勤洗手，讲卫生。

二、托幼机构健康管理

（1）储备防疫物资，如口罩、洗手液、消毒剂、非接触式测温设备等。

（2）制定应急工作预案，完善疫情防控联合工作机制，落实单位主体责任，加强对工作人员和保育员的培训。

（3）建立工作人员、保育员和儿童健康监测制度。每天做好儿童晨检、午检工作。工作人员和保育员的疫苗接种工作要做到应接尽接，接种疫苗后仍需注意个人防护。

（4）在入口处对工作人员、保育员和儿童进行体温检测，对来访人员进行体温检测、核验健康码并进行登记，体温正常者方可进入。

（5）加强对各类生活、活动和工作场所的通风换气，确保空气流通。

（6）做好卫生间等场所和水龙头、门把手、楼梯扶手、床围栏、玩具、娱乐设施、儿童个人用品等高频接触物体表面的清洁消毒。

（7）加强垃圾分类收集、及时清运，并做好垃圾盛装容器的清洁消毒。

（8）从严控制、审核各类涉及儿童的集体性活动，不组织大型扎堆、聚集活动。

（9）加强手清洁，保证洗手设施运行正常，保证洗手液充足。

（10）工作人员工作期间全程佩戴医用外科口罩或更高级别的口罩。口罩弄湿或弄脏后及时更换。

（11）引导幼儿适当科学运动，平衡营养膳食，安排好作息，以提高幼儿的机体免疫力。

（12）做好卫生行为宣教，如打喷嚏和咳嗽时应用纸巾或肘臂遮蔽口鼻。

（13）工作人员等出现发热、干咳、乏力、腹泻等可疑症状时，应立即停止上岗，避免继续接触他人，并及时到医疗机构就诊排查。

（14）儿童出现发热、干咳、乏力、腹泻等症状时，应立即采取隔离措施，并及时通知家长，及时就医。

（15）设立应急区域。工作人员、保育员和儿童出现疑似症状时，立即在应急区域进行暂时隔离并及时就医。

（16）当出现新冠病毒感染确诊病例、疑似病例和无症状感染者时，应在当地疾病预防控制机构的指导下对相关场所进行终末消毒，同时对空调通风系统进行清洗和消毒处理，经卫生学评价合格后方可重新启用。

三、养老院健康管理

（1）建立探访人员登记制度，如探访人员有新冠病毒感染可疑症状，应拒绝其探访，所有外来探访人员应佩戴医用外科口罩。

（2）建立老人和护理人员的健康档案，每日开展晨检和健康登记。对老人进行体温测量，问询其健康状况，并记录备查。停止集体用餐，由养老院食堂统一送餐到老人居室，实行分餐制。

（3）有条件的养老院要尽量安排工作人员在院内居住，确实不具备安排住宿条件的，采取养老院—居住点"两点一线"生活方式。

（4）制定疫情应急处置预案，建立养老院内感染者救治绿色通道。如发现有发热或呼吸道感染症状者应进行抗原检测，如抗原检测结果为阴性则可对症治疗，如抗原检测结果为阳性，则应由专人护送到就近医疗机构就诊。

（5）持续做好卫生防疫工作。如严格落实个人防护措施，工作期间全程佩戴口罩，做到勤洗手、不随地吐痰、不乱扔垃圾。

（6）做好院区环境清洁，做好院内公共区域的定期消毒工作。垃圾日产日清，保持干净卫生，设立废弃口罩专用垃圾桶，废弃口罩等防疫物品统一回收，集中处理。

（7）把握好疫情防控措施更新的信息公布，做好相关舆情宣传引导工作，把握老人中的舆情动态。

（8）做好个人防护知识的科普工作，关注老人心理健康。

（9）做好物质准备，各楼层、楼区及行政后勤板块常用物料建议以三天用量备货，尽量减少人员流动。

（10）如出现阳性患者，要及时做好隔离和转运工作。在转运阳性患者前一定要做好个人防护，带齐老人住院必需品，并全程闭环转运，无关人员不得靠近。同时做好转运后相关场所的消毒工作。

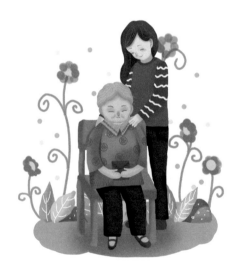

本手册所涉及的相关防疫政策，截止时间为2022年12月14日。